全国高等学校医学影像学专业改革创新教材

供医学影像学、医学影像技术、智能影像工程等专业用

影像核医学
学习与实习指导

第2版

主　编　李芳巍

副主编　栾　厦　刘国洋　王迎秋

编　委（以姓氏笔画为序）

丁　义　牡丹江市肿瘤医院

王迎秋　同济大学附属杨浦医院

刘国洋　牡丹江医学院附属红旗医院

刘家利　牡丹江医学院附属红旗医院

孙学佳　齐齐哈尔医学院附属第三医院

李芳巍　牡丹江医学院附属红旗医院

邵　帅　齐齐哈尔市第一医院

赵子铭　牡丹江医学院附属红旗医院

栾　厦　哈尔滨医科大学附属第四医院

高　杨　牡丹江医学院

人民卫生出版社
·北京·

图书在版编目（CIP）数据

影像核医学学习与实习指导/李芳巍主编. —2版
. —北京：人民卫生出版社，2023.11
ISBN 978-7-117-35590-2

Ⅰ.①影… Ⅱ.①李… Ⅲ.①影像诊断-核医学-医
学院校-教学参考资料 Ⅳ.①R814

中国国家版本馆 CIP 数据核字(2023)第 216093 号

人卫智网	www.ipmph.com	医学教育、学术、考试、健康，
		购书智慧智能综合服务平台
人卫官网	www.pmph.com	人卫官方资讯发布平台

影像核医学学习与实习指导
Yingxiang Heyixue Xuexi yu Shixi Zhidao
第 2 版

主　　编：李芳巍
出版发行：人民卫生出版社(中继线 010-59780011)
地　　址：北京市朝阳区潘家园南里 19 号
邮　　编：100021
E - mail：pmph @ pmph. com
购书热线：010-59787592　010-59787584　010-65264830
印　　刷：河北环京美印刷有限公司
经　　销：新华书店
开　　本：787×1092　1/16　印张：7
字　　数：175 千字
版　　次：2015 年 8 月第 1 版　　2023 年 11 月第 2 版
印　　次：2024 年 1 月第 1 次印刷
标准书号：ISBN 978-7-117-35590-2
定　　价：35.00 元
打击盗版举报电话：010-59787491　E - mail：WQ @ pmph. com
质量问题联系电话：010-59787234　E - mail：zhiliang @ pmph. com
数字融合服务电话：4001118166　E - mail：zengzhi @ pmph. com

总　序

　　全国高等学校医学影像学专业改革创新教材以《中国医学教育改革和发展纲要》《关于加强医教协同实施卓越医生教育培养计划 2.0 的意见》为指导思想，强调"三基"（基本理论、基本知识、基本技能）和"五性"（思想性、科学性、先进性、启发性、适用性）原则，紧扣医学影像学专业培养目标，紧密联系专业发展特点和改革要求，紧跟社会对医学影像学专业实用型人才的需求，由 10 余所医学院校医学影像学专业教学专家同青年教学翘楚共同参与编写。

　　本系列教材是在教育部建设特色应用型大学和培养实用型人才的背景下编写的，突出了实用性的原则，注重基层医疗单位医学影像基本知识的学习和基本技能的训练。本系列教材可供医学影像学、医学影像技术、智能影像工程等专业的学生使用。

　　本系列教材出版《医学影像设备学实验》（第 2 版）、《医学影像诊断学实验》（第 2 版）、《医学影像检查技术学实验》（第 2 版）、《影像核医学学习与实习指导》（第 2 版）及新增《医用物理学实验》，共 5 种教材。

　　本系列教材吸收了各参编院校在医学影像学专业教学改革方面的经验及特色实验项目，使其更加具有广泛性、实用性。本系列教材各自成册又互成体系，希望能够满足培养医学影像学专业高级实用型人才的要求。

2020 年 12 月

前　言

牡丹江医学院是全国第一批培养医学影像学高级人才的院校之一。人才培养体系涵盖本科生、硕士研究生。医学影像学院现有放射影像学、超声医学、核医学三个学科专业学位硕士授权点，以及医学影像学、医学影像技术、智能影像工程三个本科专业。医学影像学院拥有黑龙江省重点影像实习基地，设置影像诊断综合实验室、医学影像虚拟仿真实验室、医学电子信息实验室。本校医学影像学专业为教育部（国家级）第一类特色专业建设点、黑龙江省重点专业、黑龙江省一流本科专业。为体现医学影像学院特色专业建设的精神，学院系统化自主编写影像专业特色实验教材，在第 1 版《影像核医学学习与实习指导》内容基础上，对特色实验教材的基本宗旨与要求、编写思路、原则与目标、特色与定位等进行了进一步梳理，并遵循牡丹江医学院办学宗旨，以"实用性、为基层服务"的教学理念，培养符合基层需求的实用型医学人才为目标，努力打造主旨鲜明、影响力高的特色精品实验教材，进而编写和完善了《影像核医学学习与实习指导》（第 2 版）内容。

本教材内容可满足医学院校医学影像学专业与临床专业五年制本科教学的基本要求，也是硕士研究生的重要参考书目。在坚持教材编写"三基""五性""三特定"原则的基础上，特别注重学生主动学习和分析问题与解决问题能力的启发。使学生更系统、深入地学到专业知识，指导学生快速掌握本领域的新理论、新观点、新进展，并正确应用于临床实践。

为努力展示出教材应有的"宜教宜学、科学严谨"的特点，本教材由 11 个部分内容构成，包括：核医学概论、^{18}F-FDG PET 肿瘤显像、内分泌系统、骨与关节系统、泌尿系统、循环系统、神经系统、呼吸系统、消化系统、体外分析技术、放射性核素治疗。^{18}F-FDG PET 肿瘤显像一章是为紧跟时代发展需求而新增设的章节。各系统内容基本包括：目的和要求、实习学时、学习与实习内容、案例分析、小结五个部分。案例分析是每章编写的重点，内容包括临床资料、影像分析、案例讨论，为学生在临床实践过程中开拓思维与拓展创新奠定基础。

我们相信，通过本教材的学习，可帮助学生完成临床经验积累与知识储备，开阔临床视野，拓宽诊断思路，并能在今后真正临床实践中熟练应用核医学相关技术。

限于时间紧、编写作者水平有限，本教材难免存在不足或错误，恳请老师、同学、临床医生等本书读者给予批评指正，在此深表谢意。

李芳巍

2023 年 6 月

目　　录

第一章 核医学概论

一、目的和要求

掌握核物理基础知识、核医学显像的原理以及图像分析基本方法;熟悉核医学仪器设备的探测原理及放射性药物制备与使用原则;了解核医学放射防护。

通过学习初步认识核辐射探测技术、辐射生物效应及辐射卫生防护相关知识,以便规范临床实践行为;能够合理使用核医学诊断与治疗装置,正规使用放射性药物;对核医学显像机制给予正确的理解,以便提高核医学显像的分析能力以及结合临床解决问题的能力;学生在掌握核辐射卫生防护的相关知识基础上,更能感知到核医学辐射防护的重要性。

二、实习学时

本章实习学时数:2 学时。

三、学习与实习内容

(一)核物理基础知识

1. **原子与原子核** 物质是由原子组成的,不同元素的原子具有不同的性质,但是原子基本结构大致相同。原子由处于原子中心带正电的原子核与核外按一定轨道绕行的带负电荷的核外电子组成。通常情况下,核外电子与原子核电荷数相等,故原子呈中性。

原子核位于原子中心,通过核力将若干个带正电荷的质子和不带电荷的中子聚合在一起而形成。元素的原子核可用 $^A_Z X_N$ 表示:其中 X 代表某种元素符号,A 代表原子核质量数,Z 代表原子核质子数即元素周期表中的原子序数,N 代表原子核中子数;$A=Z+N$。由于每一元素的原子序数是一定的,因此可用 $^A X$ 表示原子核组成,如 ^{18}F、^{99}Tc、^{131}I、^{32}P 等。

原子核分类方法繁多,可分为:①元素、核素、同位素;②同质异能素、同质异位素;③放射性核素、稳定核素。放射性核素能自发的发生核结构与能态变化,释放出粒子和/或光子转化成另一种核素。稳定核素不会或相当长时间内不会自发地发生原子核内结构或能级变化而稳定存在。

核外电子带负电荷,绕原子运行,绕核运动的电子组成许多壳层,每层容纳电子数 $2n^2$ 个,每壳层轨道电子具有一定能量,距核越远,位能越高。

2. **原子核衰变** 原子核衰变是指原子核处于不稳定状态,能自发地释放出一种或一种以上的射线而转变成另一种核素的过程。衰变类型包括 α 衰变、β 衰变($β^-$、$β^+$、电子俘获)、γ 衰变。放射性核素衰变过程是按指数规律衰变,在衰变过程中,初始核数的减少遵循指数函数规律,即放射性衰变定律。

3. 射线与物质的相互作用   带电粒子与物质相互作用包括：电离与激发、韧致辐射、湮没辐射、散射、吸收作用；光子与物质的相互作用包括：光电效应、康普顿效应、电子对生成；中子与物质相互作用包括：弹性散射、核反应等。

（二）核医学仪器设备

核仪器是把探测到的射线能量转换成可记录和定量的光能、电能，并通过测定这些能量信号的强弱来反映放射性核素的活性、能量及分布的装置。在医学诊疗中常用的各种核仪器统称为核医学仪器，广泛应用于核医学的 4 个方面，即体外放射分析、放射性核素功能测定、放射性核素脏器显像和放射性核素治疗。核医学仪器主要包括：γ 闪烁计数器、液体闪烁计数器、放射性活度仪、脏器功能测定仪（甲状腺功能仪、肾功测定仪等）、脏器显像仪器（如 γ 相机、SPECT、PET、SPECT/CT、PET/CT、PET/MRI 等）以及核医学治疗设备（如放射性核素敷贴器、放射性粒子植入计划系统、^{90}Sr-^{90}Y 前列腺增生治疗仪、血细胞辐射仪等）、剂量测定与辐射监测仪器等。

（三）放射性药物

放射性药物是指含有放射性核素用于医学诊断和治疗的一类特殊药物。由放射性核素本身及其标记化合物组成，放射性核素显像治疗时利用核射线可探测其辐射作用，同时利用被标记化合物的生物学性能决定其在体内分布而选择性聚集在正常或病变组织。医用放射性核素的来源通过以下 4 个方面获得：①核反应堆照射生产；②核裂变产物分离提取；③放射性核素发生器生产；④回旋加速器生产。对于放射性药物的使用原则应注意以下 5 点：①正当性判断；②放射性药品的选择；③内照射剂量与用药剂量的确定；④保护性措施；⑤特殊人群的处理。

（四）核医学显像

核医学显像是指利用放射性核素示踪技术在活体内实现正常或病变组织的显像。随着分子影像技术和相关学科技术的发展与交叉渗透，SPECT/CT、PET/CT 和 PET/MRI 等影像融合显像设备已广泛应用于临床，使核医学显像发生了革命性的变化。因此，现代核医学显像是以放射性核素显像为基础，融合 CT、MRI 等显像技术，将解剖形态、功能代谢、基因受体和分子结构变化等信息融为一体的复合式分子功能显像方法。极大扩展了常规核医学显像的应用范畴，并提高了临床诊断效能。

1. 显像剂在脏器组织中的定位机制

（1）细胞选择性摄取：根据人体组织细胞生理功能的不同，能被组织细胞选择性摄取用于核素显像的物质，可大致归纳为特需物质、特价物质、代谢产物与异物 3 种。参与生物体组织细胞完成其生理功能过程不可缺少的物质称为特需物质；某些具有特定化合价的物质可被组织细胞选择性摄取，此类物质称为特价物质；特定的脏器组织细胞具有选择性摄取并清除机体代谢产物和入侵异物的功能。

（2）化学吸附和离子交换：是骨骼和心肌梗死灶显像的主要机制。^{99m}Tc-亚甲基二膦酸盐（^{99m}Tc-MDP）可以和骨骼无机盐成分羟基磷灰石晶体表面的离子交换并吸附在骨盐中，使骨骼显像。在急性心肌梗死时，钙离子迅速进入死亡心肌细胞形成羟基磷灰石晶体，^{99m}Tc-焦磷酸钠（^{99m}Tc-PYP）可进入死亡心肌细胞与羟基磷灰石晶体结合，使心肌梗死灶显像。

（3）特异性结合：核医学分子影像必须依赖于抗原与抗体、配体与受体、多肽类药物与相应靶细胞、反义探针与癌基因、酶与底物等的特异性结合。分子影像显像剂即核分子探针是由放射性核素和特殊的配基组成，它能与靶分子形成特异性结合体。

（4）微血管栓塞：大于毛细血管直径（6~9μm）的可溶性微粒型放射性药品可暂时性栓塞于特定脏器组织的微血管床内使该脏器组织显像，如肺灌注显像。

（5）生物区通过和容积分布：如放射性核素心血管造影，^{99m}Tc-RBC通过流经渠道使相应管腔陆续显影；当^{99m}Tc-RBC随血流从动脉进入相应脏器的血管床，可获得相应脏器的动脉灌注影像，称之为血池显像；将不参与代谢过程，只作为示踪剂的放射性药品，如^{99m}Tc-二乙三胺五乙酸（^{99m}Tc-DTPA）引入蛛网膜下腔或侧脑室，获得不同部位脑脊液中放射性的分布影像。

2. 核医学显像的类型和特点

（1）显像类型：包括静态与动态显像、静息与负荷显像、局部与全身显像、平面与断层显像、早期与延迟显像、阴性与阳性显像。依据显像设备不同可分为单光子SPECT显像与正电子PET显像。复合式显像如SPECT/CT、PET/CT和PET/MRI已广泛应用于临床。

（2）显像特点：包括①图像信息多元化的分子功能影像；②通过脏器组织功能代谢信息早期临床诊断；③能定位、定性、定量和定期诊断；④具备细胞和分子水平显像；⑤属于无创性检查方法。

3. 核医学显像的基本方法

（1）显像剂的选择：应选择能快速进入靶器官、靶/非靶比值高、合适而稳定的靶组织滞留时间、适宜的γ射线能量、放射性浓度高的显像药品。

（2）显像时间的选择：根据药物在体内的转归特点和不同的应用目的，选择最佳显像时间是获得优质影像的重要条件。

（3）显像体位的选择：针对不同部位脏器和不同的显像目的，选择正确的体位对图像的质量非常重要。

（4）准直器和设备工作条件的选择：根据靶组织的大小、厚度、位置和显像的目的，选择合适的高灵敏度或高分辨率准直器。在显像前必须对设备进行系统的检查，正确选择每一部件的工作参数，保证设备的工作条件在最佳状态。其线性、均匀性、灵敏度、旋转中心等参数应定期进行校正。

（5）显像前的准备：在核医学显像前的准备工作是排除干扰因素以获得满意的检查结果，以及做好保护受检者免受额外辐射所必须采取的措施。

4. 核医学图像分析基本方法　核医学图像分析必须在核医学显像基本方法正确的前提下，以放射性示踪剂的生物学特性及其在靶组织的积聚量为基础，结合受检者的体检或病史等资料进行综合性分析。

（1）掌握受检者基本资料：全面准确掌握受检者基本情况，包括性别、年龄、既往史、现病史、检查部位、检查目的、相关检查结果等，可确保图像分析基本方向的正确性。

（2）掌握显像剂的生物学特征：不同显像剂的生物学行为差异很大，对相关显像剂的生物学行为必须有明确的了解，才能保证核医学影像分析的准确性。

（3）掌握核医学显像质量的影响因素：显像设备的工作状态、显像剂的制备和使用方法、显像条件的选择，以及核素的污染、散射和受检者体位移动等因素都可不同程度导致图像质量下降，影响图像分析的正确性和准确性。

（4）掌握相关医学影像分析技术：复合式显像设备已广泛应用临床诊断，因此熟练掌握和运用相关医学影像分析技术，对于核医学图像的正确分析非常重要。

（五）核医学放射防护

1. 放射防护基本法规 国家卫生健康委员会批准《核医学放射防护要求》（GBZ 120—2020），自 2021 年 5 月 1 日起实施。本标准规定了医疗机构中核医学诊断、治疗、研究和放射性药物制备中有关人员以及工作场所的放射防护要求。生态环境部批准《核医学辐射防护与安全要求》（HJ 1188—2021），自 2021 年 11 月 1 日起实施。本标准规定了核医学辐射防护与安全要求，包括总则、选址和布局、工作场所的辐射安全和防护、放射性废物管理、辐射监测等内容。为核医学放射防护工作提供了实施依据。

2. 工作场所布局分区 在医疗机构内部区域选择核医学场址，应充分考虑周围场所的安全，不应邻接产科、儿科、食堂等部门，尽可能做到相对独立布置或集中设置，宜有单独出、入口，出口不宜设置在门诊大厅、收费处等人群稠密区域。核医学工作场所从功能设置上可分为诊断工作场所和治疗工作场所。核医学放射工作场所应划分为控制区和监督区。控制区一般包括使用非密封源核素的房间（放射性药物贮存室、药物分装及/或药物准备室、给药室等）、扫描室、给药后候诊室、样品测量室、放射性废物储藏室、病房（使用非密封源治疗患者）、卫生通过间、保洁用品储存场所等。监督区一般包括控制室、员工休息室、更衣室、医务人员卫生间等。应根据放射防护基本法规的相关规定，结合核医学科的具体情况，对控制区和监督区采取相应管理措施。

3. 放射防护的基本原则

（1）放射实践的正当性：对于一项实践，只有在考虑了社会、经济和其他有关因素之后，其对受照个人或社会所带来的利益足以弥补其可能引起的辐射危害时才是正当的。

（2）放射防护最优化：对于来自一项实践中的任一特定源的照射，应使防护与安全最优化，使得在考虑了经济和社会因素之后，个人受照剂量的大小、受照射的人数以及受照射的可能性均保持在可合理达到的尽量低水平。

（3）个人剂量限值：即个人所受的照射量不应超过规定的限值。

以上三条中，前两条是放射源的相关防护，第三条是个人相关防护。强调了随机性效应在防护中的重要地位和避免不必要照射的重要意义。

4. 放射防护措施

（1）外照射防护措施：外照射卫生防护的主要要求是使工作人员和公众避免一切不必要的照射，并使必要的照射控制在尽可能低的水平。包括：①用量防护：即尽可能减少放射性药品的用量；②时间防护：即尽可能缩短接触放射源的时间；③屏蔽防护：即在人员与放射源之间设置辐射屏蔽物；④距离防护：即尽可能增大人员与辐射源的距离。

（2）内照射防护措施：开放型放射性工作中，使用的放射性物质直接暴露在工作环境中，会存在放射性物质通过各种途径进入机体内而产生内照射危害。内照射防护措施包括实施阻塞通道、药物预防、加速排出等。

5. 放射性废物处理原则 对于被放射性污染的废物，其放射性达到一定水平就应按照放射性废物管理和处理。

（1）固体废物：包括带有放射性的试纸、注射器、敷料、玻璃瓶等。核医学产生的固体废物均属于较短半衰期核素，如 ^{18}F（109.8 分钟）、^{99m}Tc（6.02 小时）、^{153}Sm（46.3 小时）、^{32}P（14.3 天）等，半衰期小于 15 天的固体废物可采用放置衰变法。在密封、防护的条件下，将这些废物贮存在专门的污物桶内，放置 10 个半衰期后，用仪器测量已无放射性时或放射性比活度降低至 7.4×10^4 Bq/kg 以下后，可按一般非放射性废物处理。对于半衰期较长的放射性核素,可采用集中贮存方法,由专门机构妥为保管。

（2）液体废物:是在核医学的诊治过程中,对医疗器械的清洗和核素治疗住院患者产生的放射性排泄物。遵循以贮存为主的原则,采用多级放射性污水贮存池,放置衰变处理。

（3）气体废物:此类放射性药物的分装、标记等要求在通风橱内操作。对产生的放射性污染气体、废气,通过净化过滤的方法将放射性污染物回收,按固体废物处理,经过滤的气体再由烟囱排出。

四、案例分析

案例 1

1. **临床资料**　图中核医学科必备的两个设备（图 1-1）是什么？使用它们的目的是什么？测量 ^{99m}Tc 与 ^{131}I 的程序是否一样？如不同有何差别？多长时间进行一次校正和常规质量控制？

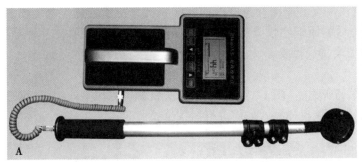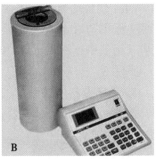

图 1-1　核医学设备

2. **案例讨论**

（1）A 为盖革计数器,可用于污染探测和区域检测;B 为放射性剂量测量仪,充满气体的电离箱可测量药物的活度。

（2）盖革计数器测量两种核素程序是一样的,但不能鉴别不同能量和不同核素;放射性剂量测量仪测量两种核素方法不一样,测量前需要选择不同核素档,因为射线能量和射线类型不同产生的电离数也不同。

（3）盖革计数器应每天检查电池、本底计数率、稳定性、安装时校准,以后每年校准一次;放射性剂量测量仪应每日检查稳定性,每季度检查准确性、线性,安装时和安装后测量几何-依赖反应。

案例 2

1. **临床资料**　图中放射防护物品（图 1-2）是什么？使用它们的目的是什么？哪些因素决定屏蔽效果？半价层厚度是什么？什么是轫致辐射,如何防护？

2. **案例讨论**

（1）A 为通风橱,具有屏蔽防护功能,主要进行放射性核素分装配制;B 为铅砖;C 为核素运输罐;D 为注射器辐射防护套,主要目的是屏蔽辐射。

（2）屏蔽的有效性决定因素有吸收介质的密度、厚度和射线能量。

（3）半价层是穿过吸收介质后的射线强度为入射强度一半时的穿透厚度,因子是 2。

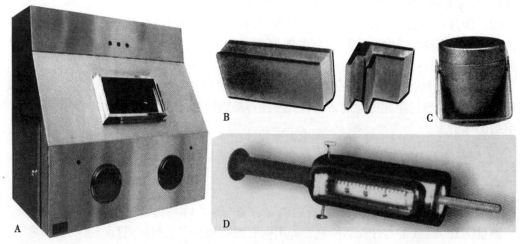

图 1-2 放射防护物品

（4）韧致辐射是粒子在介质中受到阻滞而急剧减速时能将部分能量转化为电离辐射，其发生概率与 β⁻ 粒子能量及介质的原子序数成正比。在防护上 β⁻ 粒子的吸收体和屏蔽物质应采用低密度材料，如有机玻璃、铝、橡胶等。

案例 3

1. 临床资料 核医学工作场所物品（图 1-3）中哪些应每天常规监测污染或随机污染监测？污染如何定义？哪些物品适合擦拭样品？如何进行擦拭试验？

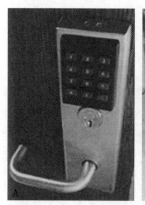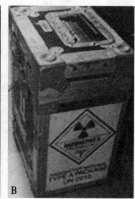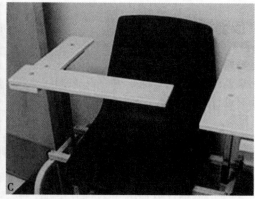

图 1-3 核医学工作场所物品

2. 案例讨论

（1）A 为门把手；B 为放射性运输箱；C 为桌椅面。A 和 C 怀疑污染时进行监测。B 在核医学科 3 小时内应行常规污染监测。应随机监测这些物品是否有污染。

（2）污染指不应该有放射性的区域出现可分散放射性。可分散放射性可以是固定的、可移动的或可空气传播的。

（3）用棉签、酒精棉片、化学滤纸或其他小纸巾可行擦拭试验。为了确保方法准确，擦拭范围应包括约 100cm² 的 S 形区域。

案例 4

1. 临床资料 放射性药物喷洒后处理的三个重要步骤是什么？放射性物质污染地面

或工作平台后,应用哪种物质清洗? 小喷洒和大喷洒的定义是什么? 如果衣物被污染应如何处理?

2. 案例讨论

（1）三个重要步骤是:尽快通知喷洒区工作人员和放射安全委员会相关人员;控制喷洒物,通常可用吸收纸巾去除污染,用肥皂水清洗;同时戴手套,穿一次性实验室外套和鞋套。

（2）小喷洒是指累及范围小和照射剂量低。大喷洒指累及区域或喷洒到限制区外,对外部或内部均有危险,且可空气传播。核医学科大部分诊断剂量的喷洒是小喷洒。

（3）衣物被污染后,应脱掉衣物并放在塑料袋中,并用温水和肥皂清洗污染部位。

五、小结

核物理基础知识是应用核医学技术开展临床工作的理论基础;核医学显像设备 SPECT/CT、PET/CT 和 PET/MRI 的广泛临床应用,既能反映解剖学结构的影像,又能体现代谢与血流为主的功能影像。放射性药物是核医学必备条件之一,目前新型分子探针的不断开发利用,极大促进了核医学分子显像的发展。辐射生物效应及辐射卫生防护相关知识是临床实践安全性的必要基础。

（李芳巍　高　杨）

第二章 ^{18}F-FDG PET 肿瘤显像

一、目的和要求

掌握^{18}F-FDG PET 显像的原理与临床应用;熟悉肿瘤细胞摄取^{18}F-FDG 的机制以及^{18}F-FDG PET 的影像分析;了解^{18}F-FDG PET 的显像方法。

通过实习进一步熟悉 PET/CT 设备的基本操作流程,学会识别^{18}F-FDG PET 显像生理性摄取,初步具备对病灶定位及定性的判断能力,学会对不同类型肿瘤的辨识能力,建立理论与实际相关联的临床思维能力。

二、实习学时

本章实习学时数:2 学时。

三、学习与实习内容

肿瘤是威胁人类健康的主要疾病之一,恶性肿瘤的发生是由于机体细胞受到各种内外界刺激因素(包括遗传、物理、化学及生物因素等)作用后,正常细胞基因组变得不稳定,其结构和功能发生变化,失去了正常调控能力,从而使细胞发生恶性转化。PET 在肿瘤方面的应用,开创了核医学的新纪元。目前,核医学分子影像技术(SPECT/CT,PET/CT,PET/MRI)已成为临床常规检查,能够发现机体在正常和疾病状态下的代谢变化,甚至是在细胞内发生的分子水平改变,对肿瘤精细结构和生物学特征,以及判断侵袭范围、全身播散程度、影像学临床分期等都体现了整体可视化特点。因此,在肿瘤早期诊断、治疗决策、疗效预测与评估方面都发挥着重要作用。

(一)肿瘤细胞摄取^{18}F-FDG 机制

肿瘤细胞即使在有氧条件下,仍以糖酵解的方式提供能量,有氧糖酵解是恶性肿瘤细胞能量代谢的主要特点,称为瓦博格效应(Warburg effect)。这是肿瘤细胞的特征性标志之一,也是^{18}F-FDG PET 显像在肿瘤学中应用的理论基础。

(二)^{18}F-FDG PET 肿瘤显像原理

^{18}F-FDG 是与葡萄糖结构类似的放射性核素显像剂,由静脉注入人体,与天然葡萄糖一样,经细胞膜上的葡萄糖转运蛋白进入细胞,并在己糖激酶作用下,生成 $6-PO_4-^{18}$FDG。但由于 $6-PO_4-^{18}$FDG 不能进一步参与代谢离开细胞,而滞留在细胞内。

肿瘤细胞内代谢机制改变,包括细胞分裂增加、葡萄糖转运增加、葡萄糖转运体活性增加、己糖激酶活性增加,因此,肿瘤细胞会摄取并聚集大量的^{18}F-FDG。利用核医学分子影像设备捕获显影,可以显示肿瘤的部位、数量、大小、形态及肿瘤内葡萄糖代谢的分布状态。

（三）显像方法

1. 显像剂 用于 PET 显像的显像剂包括：^{18}F-FDG、^{11}C-胆碱、^{11}C-MET、^{11}C-乙酸盐、^{18}F-NaF、乏氧显像剂、核苷酸类、肿瘤受体显像剂、细胞凋亡显像剂、其他血流灌注显像剂、基因显像剂等。其中以^{18}F-FDG 最常用，剂量为 3.7~7.4MBq/kg(0.1~0.2mCi/kg)。

2. 显像前准备 ①采集病史：包括恶性肿瘤的类型和位置，诊断和处理的日期（活检结果、手术、辐射、化疗，以及骨髓刺激因子及类固醇等药物使用），目前的治疗手段等；②血糖控制：禁食（至少 4 小时）和禁饮含糖饮料，控制血糖水平在显像药物注射前小于 11.1mmol/L，如血糖过高可注射短效胰岛素 2 小时后重新测定；③测量身高、体重；④显像前在安静、避光房间静卧休息 45~60 分钟，保暖（室温 24~26℃左右）、放松、避免肌肉紧张、脂肪动员等生理性反应；⑤显像前排空膀胱，去除所戴金属物体，平稳呼吸等。

3. 图像采集及处理 取仰卧位，采集全身或局部平面及断层图像。必要时可进行 2~3 小时延迟显像。图像采集后应用专用软件进行图像的重建、衰减校正、图像融合和定量及半定量分析等后期处理。

（四）影像分析

静脉注射显像剂后 1 小时，全身各脏器组织均可呈现一定的显像剂分布，约 70% 的 ^{18}F-FDG 分布于全身各脏器，其余经泌尿系统排泄。

1. 定性分析 通过视觉对图像中^{18}F-FDG 摄取程度进行分析。

（1）头颈部：大脑灰质、基底节中的灰质核团、丘脑及小脑灰质部分均呈现较高的显像剂摄取。大脑白质和脑室部分呈现较低甚至无显像剂摄取。腭扁桃体、腺样体及棕色脂肪可呈由低到高不同程度的显像剂摄取。正常的腮腺、颌下腺及甲状腺等有时也可呈轻、中度弥漫性的显像剂摄取。由于运动或紧张，眼部肌肉，声带、咬肌、舌肌等面部肌肉，胸锁乳突肌，椎前肌等颈部肌肉经常可出现较高的显像剂摄取。

（2）胸部：心肌组织在不同生理状态下，可呈由低到高不同程度的显像剂摄取。纵隔可呈现轻度显像剂摄取分布。正常肺组织呈低显像剂摄取，肺门淋巴结特别是老年人常可见不同程度的显像剂摄取。未完全退化的胸腺组织、具有分泌功能的乳腺及正常食管也可见轻度显像剂摄取。

（3）腹部与盆腔：胃及肠道可见不同程度的显像剂摄取，呈连续性，与消化道走行一致。肝脏通常呈弥漫性轻中度摄取分布，边界较为清晰。脾脏也可呈现轻度弥漫性显像剂分布，但低于肝脏的显像摄取。肾脏、输尿管和膀胱均可呈较高的显像剂分布（尿液潴留）。前列腺一般呈较低的显像剂摄取分布。子宫及卵巢常见不同程度的显像剂摄取分布。

除上述正常生理性摄取以外的^{18}F-FDG 浓聚为异常摄取。感染性病灶和非特异性炎性病灶、手术或放化疗影响以及某些良性肿瘤（如垂体腺瘤、肾上腺腺瘤、甲状腺腺瘤、腮腺混合瘤、沃辛瘤等）均可呈现^{18}F-FDG 异常摄取增加。但大部分恶性肿瘤^{18}F-FDG PET 影像中均表现为局灶性、较高的显像剂摄取异常浓聚灶。

2. 半定量分析 常用指标包括：①T/NT：肿瘤/非肿瘤组织^{18}F-FDG 摄取比值。②标准摄取值（SUV）：是指局部每克组织摄取显像剂的放射性活度与全身注射活度的比值。SUV＝每克病灶的放射性浓度（MBq/g）/[注射剂量（MBq）/体重（g）]。目前 SUV 已被广泛用于肿瘤良恶性鉴别及疗效评价，预后预测。一般情况下，肿瘤的恶性程度越高，则 SUV 值越高。③最大标准摄取值（SUV_{max}）：指 PET 图像中感兴趣区（ROI）中最大像素摄取值。④平均标准摄取值（SUV_{mean}）：指靶病灶所有像素摄取值的平均值。一般以 SUV_{max} 的 40% 左右为阈值勾画感兴趣区大小定义靶病灶。⑤其他：肿瘤代谢体积(MTV)、糖酵解总量(TLG)。

（五）^{18}F-FDG PET 肿瘤显像临床应用

1. 肿瘤的良恶性鉴别诊断　大多数恶性肿瘤常表现为^{18}F-FDG 摄取增高(SUV 值增高)，而大多数良性肿瘤^{18}F-FDG 相对减低(SUV 值较低)。

2. 肿瘤的分期　^{18}F-FDG PET 显像除可提供病灶部位信息外，还可提供淋巴结转移和脏器转移情况，明显提高了肿瘤分期的准确性，为临床下一步有效治疗提供可靠的依据。

3. 评价疗效　由于治疗后肿瘤组织形态学的改变晚于其代谢的改变，因此反映代谢变化的^{18}F-FDG PET 显像在评价疗效方面更具优势。

4. 监测复发及转移　利用^{18}F-FDG PET 显像的SUV_{max} 等半定量分析重要参数，以及代谢变化监测复发及转移情况。

5. 肿瘤残余、治疗后纤维组织形成和坏死的鉴别　肿瘤组织经放疗后易形成纤维化、坏死及瘢痕组织，^{18}F-FDG PET 显像利用肿瘤^{18}F-FDG 代谢增高显影的特点进行鉴别。

6. 寻找原发灶　当发现转移灶或出现副肿瘤综合征，以及肿瘤标志物水平持续增高时，需全身^{18}F-FDG PET 显像寻找肿瘤原发灶。

7. 指导临床活检　通过^{18}F-FDG PET 代谢显像提供的信息，选择肿瘤内最可能获得诊断信息的活检区域，进行病理性诊断。

8. 指导放疗计划　^{18}F-FDG PET 显像为精确规划肿瘤生物靶区(BTV)提供依据；可发现更多的肿瘤外部侵犯和远处转移，从而改变治疗计划；通过鉴别肿瘤与周围的良性病变调整肿瘤放疗靶区，有效提高控制肿瘤部位、降低正常组织放射损伤。

四、案例分析

案例 1

1. 临床资料　患者女性，83 岁，吸烟 60 余年，每日约 6~7 支。咳嗽、咳痰 3 月余。血小板 118×10^9/L↓、非小细胞肺癌抗原 4.85ng/ml↑、D-二聚体 329ng/ml↑、尿酸 361μmol/L↑、β$_2$-微球蛋白 3.30mg/L↑、葡萄糖 6.12mmol/L↑。胸部 CT 检查如图 2-1 所示。为明确肺部小结节良恶性诊断，行^{18}F-FDG PET/CT 检查。

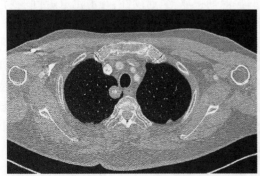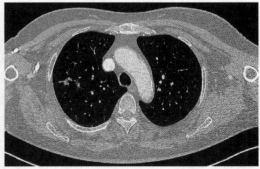

图 2-1　肺 CT

示右肺上叶纵隔旁小结节，内见钙化密度影，右肺上叶后段空洞性病变。

2. 影像分析　^{18}F-FDG PET/CT 显示：右肺上叶纵隔旁小结节，大小 1.6cm×1.8cm，伴结节状轻度放射性浓聚，SUV_{max} 0.7，考虑良性病变；右肺上叶后段空洞，大小 1.7cm×2.3cm×

1.5cm,洞壁不均匀增厚,内壁不光整,外缘毛糙,伴异常放射性浓聚,SUV_{max} 7.1,考虑肺癌(图 2-2)。

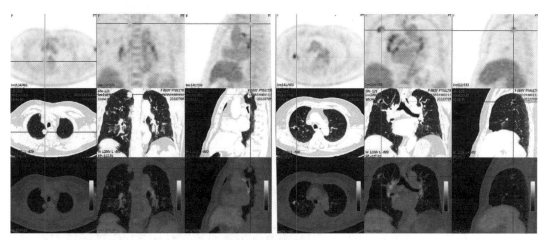

图 2-2　右肺上叶浸润性腺癌¹⁸F-FDG PET/CT 检查

3. 案例讨论

(1) 病理结果:(右肺上叶穿刺)浸润性腺癌(中、低分化),非黏液型;免疫组化:TTF-1(+)、CKpan(+)、CD56(-)、Syn(-)、P63(-)、P40(-)、CK5/6(-)、Ki-67(20%+)、NapsinA(+)。

(2) 肺癌是我国第一大癌症,发病相关危险因素主要包括环境污染、吸烟、职业接触、精神因素以及遗传基因易感性等,吸烟是最重要的因素。在肺癌的组织学分类中,腺癌大多起源于较小的支气管黏膜分泌黏液的上皮细胞,女性多见,约占 20%。少数肺癌可以在同一肿瘤的不同部位存在不同的组织学类型,较常见的是腺癌中有鳞癌组织。¹⁸F-FDG PET/CT 显像被认为是评价肺部结节最可靠的无创性诊断方法,鉴别诊断孤立性肺结节(solitary pulmonary nodule,SPN)的灵敏度为 96%、特异性为 80%,阴性预测值较高。通常小于 8mm 的肺实性结节应以 CT 随诊为主,大于 8mm 的肺实性结节中恶性病变可能性较高,对于新出现的多个或单个肺结节,强烈推荐¹⁸F-FDG PET/CT 检查。如果 CT 随诊 3 个月的大于 8mm 部分实性肺结节仍无法诊断,应行¹⁸F-FDG PET/CT 检查。较大的部分实性肺结节比小结节恶性可能性大,如部分实性肺结节大于 15mm,应立刻行¹⁸F-FDG PET/CT 检查或活检,甚至手术切除。但也应注意¹⁸F-FDG PET/CT 对肺癌的诊断常见的假阳性与假阴性情况。

案例 2

1. 临床资料　患者女性,47 岁,于一年前无意中发现右乳有一肿块,无疼痛,未给予治疗,现肿块逐渐长大,门诊以"右乳肿物"收入院。CA15-3 值 138.28U/ml↑,CA125 值 49.95U/ml↑。为临床分期,术前行¹⁸F-FDG PET/CT 检查。

2. 影像分析　¹⁸F-FDG PET/CT 显示:右侧乳腺占位,呈异常放射性浓聚,SUV_{max} 18.52,考虑乳腺癌;右侧腋窝淋巴结区、右侧内乳区、纵隔内、右肺门、肝门区及门腔间隙多发肿大淋巴结,呈多发结节状异常放射性浓聚影,SUV_{max} 8.57,考虑转移瘤;双肺上叶多发小结节,呈结节状异常放射性浓聚,SUV_{max} 7.20,考虑转移瘤;肝脏多发占位,环状异常放射性浓聚,SUV_{max} 6.21,考虑转移瘤(图 2-3)。

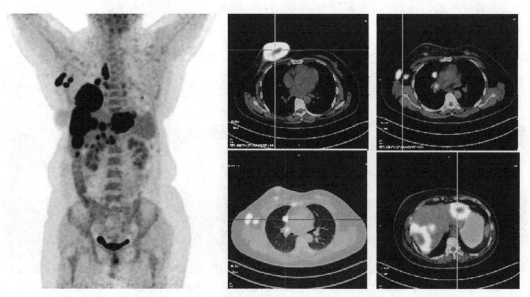

图 2-3 乳腺癌多发转移 ^{18}F-FDG PET/CT 检查

3. 案例讨论

（1）病理结果：(右乳)浸润性癌；(右腋下)转移性腺癌。

（2）该案例通过 ^{18}F-FDG PET/CT 检查发现了除右乳癌外,淋巴结、双肺及肝脏多发的转移灶,将临床分期定为Ⅳ期,已不适合手术治疗,经过多学科会诊(MDT)将患者转入化疗科进行下一步治疗。^{18}F-FDG PET/CT 诊断乳腺癌腋窝淋巴结转移的灵敏度为 61%～100%,特异性为 67%～100%。美国国家综合癌症网络(National Comprehensive Cancer Network,NCCN)指南即《NCCN 肿瘤学临床实践指南》(以下简称《NCCN 指南》)指出,在常规标准分期手段结果不确定或怀疑的情况下 ^{18}F-FDG PET/CT 显像是最有帮助的,特别是评价局部浸润和远处转移,它有助于发现局部进展期乳腺癌意料之外的局部淋巴结转移或远处转移病灶。^{18}F-FDG PET 诊断腋窝淋巴结转移的效能与乳腺癌原发灶大小、腋窝淋巴结大小有密切关系。原发灶大于 2cm 的进展期乳腺癌,其诊断腋窝淋巴结转移的灵敏度和特异性均较高。^{18}F-FDG PET 假阴性主要见于较小的转移淋巴结,对直径小于 1cm 的淋巴结检测灵敏度较低,因此 ^{18}F-FDG PET 无法取代腋窝淋巴结活检。进展期乳腺癌及复发患者易发生内乳淋巴结及纵隔淋巴结的转移,临床对这些部位的淋巴结并不进行常规穿刺活检。远处转移是影响乳腺癌患者预后的重要因素,同时也是决定治疗方案的关键因素。乳腺癌远处转移常见的部位是肺、肝脏和骨骼。^{18}F-FDG PET/CT 具有一次显像可以检查全身的优点,是诊断乳腺癌远处转移较灵敏的方法。

案例 3

1. 临床资料 患者男性,56 岁,于 1 年前无明显诱因出现左侧鼻塞,半年前症状加重,行鼻镜检查:(鼻腔)非霍奇金弥漫大 B 细胞淋巴瘤,非生发中心来源,免疫组化:CD3(-)、CD5(-)、CD20(+)、CD45R0(-)、CD79a(+)、CD10(-)、BCL-6(-)、MLM-1(-)、BCL-2(+)、CD21(-)、CD23(-)、ALK(-)、CD56(-)、EBV(-)、P53(-)、Ki-67(阳性率约 80%)、CD31(-)、EMA(-)。以"鼻腔非霍奇金淋巴瘤"收治入院。临床决定实施化疗方案。于化疗前及化疗 8 个周期后分别行 ^{18}F-FDG PET/CT 检查评价疗效(图 2-4)。

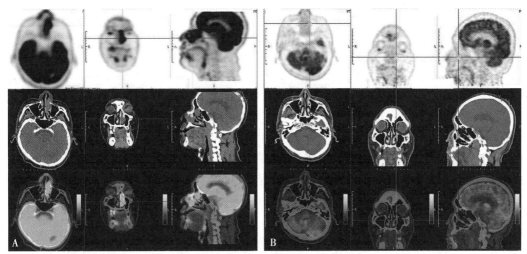

图 2-4 鼻腔非霍奇金弥漫大 B 细胞淋巴瘤¹⁸F-FDG PET/CT 检查
A. 化疗前;B. 化疗 8 个周期后。

2. 影像分析 该患者于化疗前进行了¹⁸F-FDG PET/CT 检查:左侧鼻腔及筛窦内软组织肿块,大小约 1.9cm×3.6cm×4.3cm,鼻中隔、左侧鼻甲、左侧眼眶及左侧上颌窦受累,PET 呈团块状异常放射性浓聚影,SUV_{max} 17.7;化疗治疗 8 个周期后¹⁸F-FDG PET/CT 检查:鼻腔未见异常密度影及异常放射性浓聚影,与之前比较,病灶及糖代谢消失,淋巴瘤 Deauville 评分 1 分。

3. 案例讨论

(1) 淋巴瘤是一种常见的恶性肿瘤,¹⁸F-FDG PET/CT 在淋巴瘤临床诊治中主要用于淋巴瘤的早期诊断和分期、治疗效果的监测、复发的监测和预后判断、肿瘤综合性分析等方面。淋巴瘤细胞对¹⁸F-FDG 的摄取高低与肿瘤组织细胞学来源和细胞增殖活性有较大相关性。由于淋巴瘤是一组高度异质性疾病,某些恶性程度比较低的患者,常规检测手段灵敏度较低,容易延误诊断。¹⁸F-FDG PET/CT 显像对低度恶性滤泡型淋巴瘤和侵袭性非霍奇金淋巴瘤(non-Hodgkin lymphoma,NHL)的检测阳性率高,作用肯定。而对相对少见的淋巴瘤,如小细胞淋巴瘤、套细胞淋巴瘤、黏膜相关淋巴组织性淋巴瘤等存在假阴性可能。¹⁸F-FDG PET/CT 显像具有卓越的全身和淋巴结外肿瘤扩散的检测能力,与骨髓穿刺、骨髓活检有较高的一致性,并能检测到骨髓活检为阴性患者的浸润病灶,有利于临床分期,修正治疗方案。¹⁸F-FDG PET/CT 显像对活动性肿瘤检测灵敏度为 86%,特异性为 96%。

(2) 对进展期霍奇金淋巴瘤(Hodgkin's lymphoma,HL)和侵袭性 NHL 患者治疗后复查¹⁸F-FDG PET/CT 显像,如阳性结果则高度提示治疗失败,如阴性结果则需要跟踪随访,并进一步排除残留病灶存在的可能。淋巴瘤化疗后,¹⁸F-FDG PET/CT 显像结果愈早转阴,缓解率愈高,复发率愈低,无病生存率愈高。本案例 NHL 通过化疗前后¹⁸F-FDG PET/CT 显像比较评价,证明化疗后肿瘤活性受到明显抑制,疗效显著,须进一步随访。

(3) ¹⁸F-FDG PET 显像加入 2007 年国际协调计划在淋巴瘤疗效评价的标准中,根据修订后的指南,淋巴瘤疗效分为完全缓解(CR)、部分缓解(PR)、稳定(SD)、复发或疾病进展(PD)。¹⁸F-FDG PET/CT 可在化疗早期(化疗后 1~2 个疗程)根据淋巴瘤病灶数目、活性来预测疗效和预后;化疗中期疗效评价一般选择在化疗 2~4 个疗程后 3 周进行;化疗结束后疗效评价一般选择化疗结束后 6~8 周(至少 3 周)进行,放疗后或放化疗联合治疗后疗效评价多选择在治疗结束后 8~12 周进行。但就弥漫大 B 细胞淋巴瘤而言,单一的中期^{18}F-FDG PET 扫描不能区分化疗耐药淋巴瘤,因约有一半以上的中期^{18}F-FDG PET 阳性患者在治疗结束时才变成^{18}F-FDG PET 阴性,而大多数慢反应者有持久的缓解。

案例 4

1. 临床资料 患者男性,72 岁,直肠癌术后 6 年,病理为低分化腺癌;化疗结束后 4 年,目前无症状体征。随访 CEA 7.12ng/ml↑;腹部超声未见明确异常病变。现查找肿瘤标志物升高原因,同时监测复发或转移情况,行^{18}F-FDG PET/CT 检查。

2. 影像分析 ^{18}F-FDG PET/CT 显示:直肠癌术后,高密度吻合器周围软组织密度影稍显增厚,呈异常放射性浓聚,SUV$_{max}$ 7.5,考虑直肠癌复发;左肺上叶尖后段及右肺上叶后段两枚小结节,呈结节状异常放射性浓聚,SUV$_{max}$ 5.1,考虑转移瘤(图 2-5)。

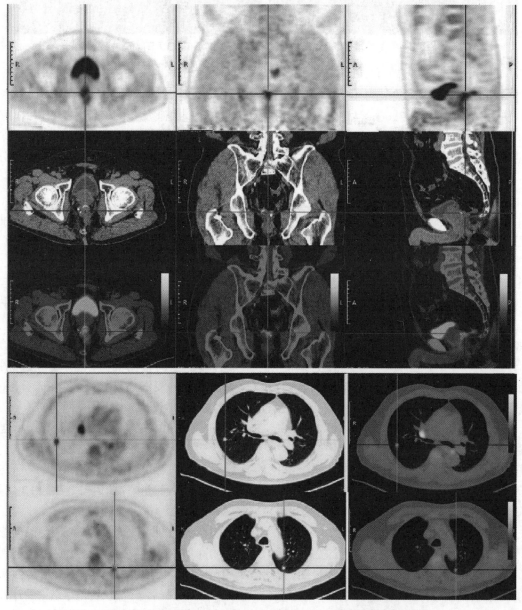

图 2-5 直肠癌^{18}F-FDG PET/CT 检查显示直肠癌复发和转移

3. 案例讨论

（1）^{18}F-FDG PET/CT 是监测肿瘤复发转移的有效方法，对于一些肿瘤标志物升高，而无症状的患者，用 ^{18}F-FDG PET/CT 监测可以发现隐性病灶。本案例通过 ^{18}F-FDG PET/CT 检查发现直肠癌术后复发和转移情况。

（2）结直肠癌又称大肠癌，包括结肠癌和直肠癌，是消化道最常见的恶性肿瘤之一，发病年龄多在 40 岁以上，男性发病率高于女性。病理分型以腺癌最为常见。根据分化程度分为高分化、中分化和低分化 3 级。早期 ^{18}F-FDG PET/CT 显示肠壁局限性或环形增厚且多伴放射性浓聚影，但部分黏液腺癌和高分化腺癌可无放射性浓聚，而周围肠壁正常，肠腔狭窄。癌肿穿透肠壁到达浆膜层和向周围浸润时，可见浆膜面模糊、毛糙，周围脂肪层密度增高的索条影。结直肠癌的远处转移多为肝、肺及腹膜腔种植转移。

（3）《NCCN 指南》指出，^{18}F-FDG PET/CT 用于初步分期，以评估 CT 上有发现的可疑病灶。^{18}F-FDG PET/CT 对晚期原发性直肠癌评价意义更大，特别是在考虑新辅助化放疗时作为基本检查。在低位直肠癌中，^{18}F-FDG PET/CT 和 CT 之间结果不一致（通常是淋巴结转移）情况比在中、高位直肠癌中更常见，因此，^{18}F-FDG PET/CT 在低位直肠癌中可获得额外的分期信息。有直肠 MRI 不良特征的患者同时存在转移性疾病的风险会增加，这些患者会从 ^{18}F-FDG PET/CT 评估中获益。

案例 5

1. 临床资料　患者男性，57 岁，半年前无明显诱因发现左侧颈部淋巴结肿大，为进一步明确诊断，在彩超引导下行左侧颈部淋巴结穿刺活检，病理示：见低分化癌组织，考虑转移性，请结合临床，建议做免疫组化辅助诊断。胸部 CT 显示左侧锁骨上淋巴结肿大。为查找原发病灶行 ^{18}F-FDG PET/CT 检查。

2. 影像分析　^{18}F-FDG PET/CT 显示：左侧颌下淋巴结区、右侧腮腺内、右侧颈部淋巴结 Ⅱ区、左侧颈部淋巴结区、左侧颈后三角淋巴结区、左侧锁骨上与下淋巴结区、左侧最上纵隔及食管后方，均可见多发肿大淋巴结，伴异常放射性浓聚，SUV$_{max}$ 8.78，考虑转移瘤；右侧顶叶略高密度结节，呈结节状异常放射性浓聚，SUV$_{max}$ 6.20，考虑转移瘤；口咽左侧壁增厚，呈结节状异常放射性浓聚，SUV$_{max}$ 15.58，考虑恶性病变，建议结合镜检（图 2-6）。

3. 案例讨论

（1）病理结果：（口咽）鳞状细胞癌（中分化）。

（2）《NCCN 指南》指出，^{18}F-FDG PET/CT 可用于鼻咽癌、口腔癌、口咽癌、下咽癌、喉癌和鼻窦癌的检查。头颈部癌症最常见的远处病变的部位是胸腔、骨骼、肝脏，^{18}F-FDG PET/CT 可以检测纵隔、骨髓和肝脏的转移。在头颈部对不明原发灶的颈部淋巴结转移瘤，如果其他检查未发现原发灶，^{18}F-FDG PET/CT 有助于识别转移到颈部淋巴结的原发性肿瘤。原发性肿瘤检出率为 30%～44%，灵敏度为 97%，特异性为 68%。^{18}F-FDG PET/CT 显像对头颈部鳞状细胞癌患者的远处及双侧淋巴结转移的诊断与临床分期具有重要价值，治疗前 ^{18}F-FDG 摄取程度对预后也有重要意义。

案例 6

1. 临床资料　患者男性，79 岁，行腹腔镜脾胰体尾切除术后 1 年，术后病理：（胰腺）中

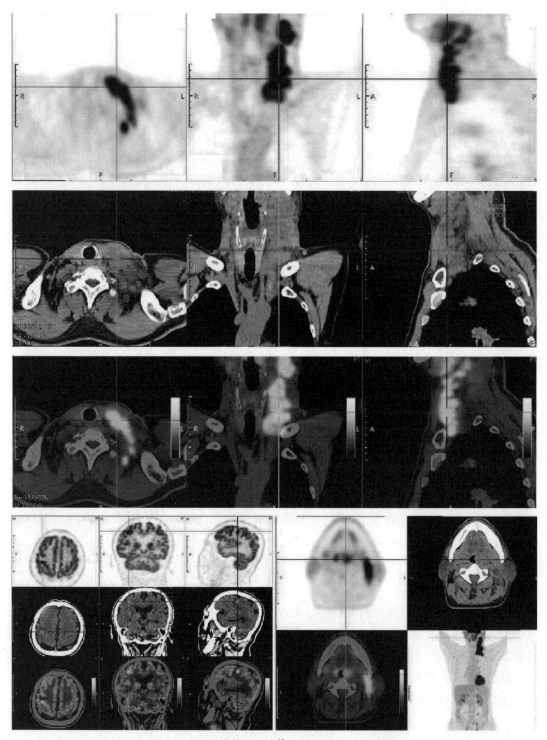

图 2-6　口咽鳞状细胞癌^{18}F-FDG PET/CT 检查

分化导管腺癌,胰腺断端(-),可见神经侵犯。术后开始行全身化疗,后定期复查。近 1 个月无明显诱因出现肛门下坠感、里急后重感,逐渐出现腹痛、排便困难。增强 CT 示肠系膜增厚,动脉期未见明显强化(图 2-7A)。为明确诊断,在¹⁸F-FDG PET/CT 引导下进行穿刺活检(图 2-7B)。

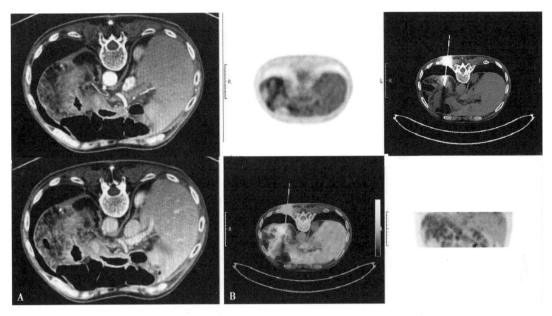

图 2-7 胰腺中分化导管腺癌¹⁸F-FDG PET/CT 引导下穿刺活检
A. 增强 CT;B. PET/CT 引导穿刺。

2. **影像分析** ¹⁸F-FDG PET/CT 显示:胰腺癌术后,局部可见线状高密度影,其周软组织密度增厚,PET 呈结节状异常放射性浓聚,SUV_{max} 19.63,考虑复发;肠系膜浑浊,伴多发片状及结节状增厚,PET 呈片状及结节状异常放射性浓聚,SUV_{max} 10.87,考虑转移瘤;腹膜多处片状增厚,PET 呈片状异常放射性浓聚,SUV_{max} 8.31,考虑转移瘤。

3. **案例讨论**

(1)病理结果:(腹腔穿刺)见腺癌。较传统影像为指导的穿刺活检,通过¹⁸F-FDG PET/CT 引导的穿刺活检可以显示肿瘤代谢活跃的部位,避免穿刺到坏死中心、纤维组织等,产生假阴性结果。

(2)胰腺癌是最具侵袭性的恶性肿瘤。2012 年胰腺癌《NCCN 指南》将¹⁸F-FDG PET/CT 作为常规影像学检查的一个重要补充手段,在胰腺癌的诊断、分期及预后判断等方面具有一定的优势,其诊断胰腺癌的灵敏度为 85%~90%,特异性为 55.6%~94%。胰腺癌在 CT 上表现为低密度肿块,增强后强化不明显,表现为乏血供病变,较大的肿块可造成胰腺轮廓和外形的改变。间接征象包括双管征、肿块侵犯胰周血管及腹膜后结构、淋巴结及脏器转移等。在¹⁸F-FDG PET/CT 上,胰腺癌的实性肿块多表现为局限性代谢增高,肿瘤较大伴中央液化坏死时,坏死区则表现为低代谢,同时还能发现肝、肺及远处淋巴结转移,在临床分期方面具有明显优势。当胰腺癌阻塞胰管引起远端阻塞性胰腺炎时,¹⁸F-FDG PET/CT 可表现为胰腺弥漫性代谢增高,此时应与弥漫性自身免疫性胰腺炎及胰腺癌累及整个胰腺相鉴别,但胰腺癌病灶的¹⁸F-FDG 浓聚程度通常要更高。

五、小结

核医学分子影像技术(SPECT/CT,PET/CT,PET/MRI)的临床广泛应用,从肿瘤细胞的葡萄糖代谢水平分析肿瘤的代谢程度,从分子水平研究肿瘤的生物学特性,为临床提供可靠有用的影像学分析结果,指导临床的决策。随着显像剂不断地研发与临床应用,是对^{18}F-FDG PET 显像的有益补充,对临床和科研具有更高的价值。其他亲肿瘤显像在诊断肿瘤方面也有一定的应用价值。

（丁　义）

第三章　内分泌系统

一、目的和要求

掌握甲状腺功能测定的原理及结果分析,甲状腺静态显像、甲状旁腺及肾上腺髓质显像的影像分析与临床应用;熟悉甲状腺、甲状旁腺及肾上腺髓质显像的原理,并了解其常用显像剂与方法。

通过临床实习学会核医学基本操作技能,能够正确选用甲状腺功能测定方法并判读指标的临床意义。培养并建立内分泌系统常见病与多发病的核医学临床诊断思维能力。

二、实习学时

本章实习学时数:2 学时。

三、学习与实习内容

(一)甲状腺功能测定

1. 甲状腺摄^{131}I 功能试验

(1) 原理:碘是甲状腺合成甲状腺激素的主要原料,口服^{131}I-NaI 后可被甲状腺选择性摄取,其摄取的数量和速度以及碘在甲状腺内的停留时间与甲状腺功能状态相关。在体外用甲状腺功能仪测量放射性计数,即可测得甲状腺在不同时间对^{131}I 的吸收情况,以判断甲状腺的摄取功能。

(2) 方法

患者准备:检查前停服含碘食物和相关药物(如碘油造影剂和含溴的药物、甲状腺激素、抗甲状腺药物、肾上腺皮质激素和避孕药等)2~4 周;妊娠期及哺乳期妇女禁用。

操作方法:空腹口服^{131}I-NaI 溶液 185~370kBq(5~10μCi)后 2 小时、4 小时和 24 小时(或 3 小时、6 小时、24 小时),分别用甲状腺功能仪测量本底、标准源、颈前甲状腺部位放射性计数。各时间点摄^{131}I 率计算公式如下:

$$甲状腺摄^{131}I 率(\%) = \frac{甲状腺部位计数-本底计数}{标准源计数-本底计数} \times 100\%$$

(3) 结果分析:各地区甚至各单位应建立自己的甲状腺摄^{131}I 率正常值及诊断标准。但共同规律是随时间延长而逐渐升高,24 小时达高峰。儿童期、青春期、更年期有所增高。一般范围为 2~4 小时:10%~30%;4~6 小时:15%~40%;24 小时:25%~60%。

(4) 临床应用:甲状腺摄^{131}I 功能试验可用于甲状腺功能亢进症(简称甲亢)的诊断和治疗,以及甲状腺功能减退症(简称甲减)、地方性甲状腺肿、甲状腺炎的诊断、^{131}I 有效半衰期的测定等。

2. 过氯酸钾释放试验

（1）原理：正常情况下，甲状腺摄取的无机碘离子在过氧化物酶的作用下合成有机碘完成有机化过程，因此正常甲状腺组织内，以碘离子形式存在的很少。当过氧化物酶缺乏或功能障碍时，进入甲状腺内的碘离子不能被氧化，而大量滞留于甲状腺内。过氯酸钾（$KClO_4$）能阻止甲状腺摄取碘离子并促进碘离子从甲状腺释放。当服用过氯酸钾后，碘离子会从甲状腺内被大量释放入血。通过测定服用过氯酸钾前后甲状腺摄^{131}I率变化，判断甲状腺内碘有机化过程有无障碍。

（2）方法

患者准备：同甲状腺摄^{131}I功能试验。

操作方法：空腹口服^{131}I-NaI溶液174kBq（2μCi），2小时后测量甲状腺摄^{131}I率，随即口服过氯酸钾400~800mg（儿童按10mg/kg体重计算），2小时后重复测量摄^{131}I率。释放率计算公式如下：

$$释放率（\%）= \frac{服 KClO_4 前 2 小时摄^{131}I 率 - 服 KClO_4 后 2 小时摄^{131}I 率}{服 KClO_4 前 2 小时摄^{131}I 率} \times 100\%$$

（3）结果分析：释放率<10%为正常；释放率>10%为碘有机化部分障碍；释放率>50%为碘有机化明显障碍。

（4）临床应用：可用于碘有机化障碍疾病的辅助诊断，高碘性甲状腺肿的辅助诊断。

3. 甲状腺激素抑制试验

（1）原理：正常情况下，甲状腺摄^{131}I率受垂体分泌的促甲状腺激素（TSH）调控和血中甲状腺激素的负反馈调节。当口服甲状腺激素后，通过负反馈作用，抑制TSH分泌，甲状腺摄^{131}I率随之明显降低。甲亢时由于存在非垂体的病理性甲状腺刺激因素，导致甲状腺摄^{131}I功能不受抑制而仍然增高。

（2）方法

注意事项：同甲状腺摄^{131}I功能试验。心脏病尤其是心绞痛、心房颤动（简称房颤）和心力衰竭（简称心衰）者禁用，妊娠妇女及老年患者慎用。

操作方法：在第一次甲状腺摄^{131}I率试验后，即给患者口服甲状腺激素（T_3片，每日4次，每次20μg，连续1周；或T_4片，每日3次，每次60mg，连续2周），然后测量第2次24小时甲状腺摄^{131}I率。做第2次甲状腺摄^{131}I率试验前必须先测甲状腺部位残留放射性作为本底扣除。抑制率计算公式如下：

$$抑制率（\%）= \frac{第 1 次 24 小时摄^{131}I 率 - 第 2 次 24 小时摄^{131}I 率}{第 1 次 24 小时摄^{131}I 率} \times 100\%$$

（3）结果分析：抑制率>50%为正常；抑制率25%~50%为轻度抑制，需进一步检查或可考虑抗甲状腺药物试验性治疗；抑制率<25%或无抑制者提示甲亢。

（4）临床应用：甲亢与缺碘性甲状腺肿的鉴别诊断；内分泌性突眼和眼眶肿瘤引起的突眼的鉴别；甲状腺功能自主性腺瘤的诊断；甲亢疗效评价等。

（二）甲状腺静态显像

1. 原理　甲状腺组织通过甲状腺滤泡上皮细胞膜上的跨膜糖蛋白，即钠碘同向转运体（NIS）主动转运功能，摄取和浓聚碘或锝离子使其显影，即可得到反映甲状腺位置、大小、形态、放射性核素分布状态等信息的功能影像及相应定量参数。

2. 显像剂与显像方法

（1）显像剂：^{131}I-NaI 口服溶液，剂量为 1.85～3.7MBq，或高锝酸盐（^{99m}TcO$_4^-$），剂量为 74～185MBq。

（2）显像方法：患者取仰卧位，颈下垫高，伸展颈部，充分暴露甲状腺部位。根据不同的显像剂和检查目的，选用合适的准直器进行显像。常规采集甲状腺前位影像，必要时采集斜位或侧位，如平面显像仍不能明确诊断时，需行 SPECT/CT 断层融合显像。采集方法为：①甲状腺 ^{99m}TcO$_4^-$ 显像：静脉注射显像剂 20～30 分钟后进行颈部显像；②^{131}I-NaI 显像：空腹口服显像剂 24 小时后行颈部显像，如寻找甲状腺癌转移灶可于 24～48 小时后行全身显像；③异位甲状腺显像时，行可疑部位显像。

（3）注意事项：如用 ^{131}I-NaI 时，检查前根据情况停用含碘食物及影响甲状腺功能的药物，检查当日空腹。妊娠期及哺乳期妇女禁做此项检查。

3. 影像分析

（1）正常影像：通常正常甲状腺位于颈部正中，分左右两叶并通过峡部相连，显像剂分布大致均匀，峡部和两叶边缘略稀疏，双叶多呈蝴蝶形，可有多种变异形态，甚至可有一叶或峡部缺如，有时可见锥体叶。每叶甲状腺上下径约 4.5cm，左右径约 2.5cm，面积约 20cm^2，重量约 25g。^{99m}TcO$_4^-$ 显像时可见唾液腺、口腔及鼻咽部的影像。

（2）异常图像：表现为甲状腺位置、大小、形态及显像剂分布异常。可见于异位甲状腺；甲状腺体积的增大或减小；形态不规则或不完整；弥漫性或局灶性显像剂分布异常增高、减低或不显影。

4. 临床应用

（1）异位甲状腺的诊断：常见异位部位有舌根部、喉前、舌骨下、胸骨后等。影像表现为：正常甲状腺部位可不显影，异位部位显影，且影像多为团块样。

（2）甲状腺结节的功能及性质的判定：根据甲状腺结节部位与周围正常甲状腺组织摄取显像剂能力的比较，可将结节分为四种类型（表 3-1）。

表 3-1　四种类型甲状腺结节的影像特征

结节类型	结节功能	与周围甲状腺组织比较	恶性率
热结节	高功能	放射性分布增高（浓聚）	1%
温结节	正常	放射性分布相似	4%
凉结节	低功能	放射性分布稀疏	10%
冷结节	无功能	放射性分布缺损	20%（单发）、0～18%（多发）

其中，"热结节"多见于功能自主性甲状腺腺瘤、先天一叶缺如而残余甲状腺功能代偿性增强，也可见于非功能自主性结节等；"温结节"多见于功能正常的甲状腺腺瘤、结节性甲状腺肿、桥本甲状腺炎、亚急性甲状腺炎恢复期等；"凉结节"和"冷结节"可见于甲状腺腺瘤囊性变或出血、甲状腺癌、结节性甲状腺肿、亚急性甲状腺炎急性期、桥本甲状腺炎等。必要时可结合 SPECT/CT 融合影像定位及定性。

（3）分化型甲状腺癌的诊断、转移灶的寻找与定位：分化型甲状腺癌及其转移灶有不同程度的浓聚 ^{131}I 能力，故可用 ^{131}I 全身显像寻找转移灶。也可在放射性 ^{131}I 治疗后 5～7 天，行治疗剂量 ^{131}I 全身显像与 SPECT/CT 断层融合影像，以发现诊断剂量时未发现的病灶，便于再分期,为进一步随访和后续治疗方案提供依据。

(4) 甲状腺炎的辅助诊断:亚急性甲状腺炎由于甲状腺细胞在急性期受到破坏,导致摄取显像剂能力减低,甲状腺静态显像表现为甲状腺局限性或弥漫性显像剂分布稀疏或缺损;桥本甲状腺炎甲状腺静态显像可呈正常、稀疏或疏密相间的显像剂不均匀分布。

(5) 甲状腺大小和质量的估算:利用计算机后处理软件对平面影像进行感兴趣区勾画,并自动计算生成相关定量参数,如甲状腺质量、面积、摄碘率等。此方法常用于甲亢 ^{131}I 治疗时剂量的计算。

(三) 甲状旁腺显像

1. 原理　^{99m}Tc-甲氧基异丁基异腈(^{99m}Tc-MIBI)可被功能亢进的甲状旁腺组织与正常甲状腺组织摄取,且正常甲状腺组织对其清除速度较快;甲状腺可摄取高锝酸盐($^{99m}TcO_4^-$)而甲状旁腺不摄取。因此,临床常用 ^{99m}Tc-MIBI 双时相法、^{99m}Tc-MIBI/$^{99m}TcO_4^-$ 显像减影法获得功能亢进的甲状旁腺影像。

2. 显像剂与显像方法

(1) 显像剂:^{99m}Tc-MIBI、$^{99m}TcO_4^-$,剂量分别为 370MBq、185MBq。

(2) 显像方法:① ^{99m}Tc-MIBI 双时相法;② ^{99m}Tc-MIBI/$^{99m}TcO_4^-$ 显像减影法;③ ^{201}TL/$^{99m}TcO_4^-$ 显像减影法。其中 ^{99m}Tc-MIBI 双时相法临床最为常用,方法为:静脉注射 ^{99m}Tc-MIBI 后,15~30 分钟行颈胸部早期平面显像,1 小时后可行全身平面显像判断可能的远处异位甲状旁腺摄取情况,必要时行局部 SPECT/CT 断层融合影像,2 小时后行颈胸部延迟显像与局部 SPECT/CT 断层融合影像。

3. 影像分析

(1) 正常影像:功能正常的甲状旁腺组织不显影,采用双时相法时,仅见甲状腺显影,延迟显像颈部均无显像剂分布浓聚灶。

(2) 异常影像:甲状旁腺腺瘤、增生、癌,以及功能亢进的异位甲状旁腺均可见病变处显像剂分布呈圆形、卵圆形、管形或不规则形的异常浓聚灶。

4. 临床应用

(1) 原发性甲状旁腺功能亢进症的诊断与术前定位:原发性甲状旁腺功能亢进症常见于甲状旁腺腺瘤(约占 85%),可呈单个显像剂浓聚灶;甲状旁腺增生(约占 12%),可呈多个显像剂浓聚灶;少见于甲状旁腺癌,可呈单个显像剂浓聚灶;继发性甲状旁腺功能亢进症通常多个腺体均增大且显影。由于甲状旁腺素分泌过多导致破骨细胞活性增高,增加骨吸收、溶解、钙化不良,也可出现全身纤维囊性骨炎。影像表现为单发或多发囊状透亮区,边界清楚,大者可形成膨胀性外观及分房样改变,如病灶中纤维组织变性、出血,内含棕色液体,又称为"棕色瘤",部分可摄取 ^{99m}Tc-MIBI。

(2) 异位甲状旁腺的定位:甲状旁腺正常位置以外出现显像剂的浓聚区,结合临床可考虑异位甲状旁腺。甲状旁腺异位的位置可见于气管食管沟、纵隔等部位。诊断异位甲状旁腺时,如纵隔区出现局限性浓聚灶,应注意与肺部恶性肿瘤及其转移灶相鉴别。采用 SPECT/CT 显像时,可应用 CT 辅助定位。

(四) 肾上腺髓质显像

1. 原理　肾上腺髓质具有合成和分泌肾上腺素和去甲肾上腺素(NE)等儿茶酚胺类激素的功能。NE 在酶的作用下,可再摄取并储存到肾上腺髓质嗜铬细胞的囊泡内。间位碘代苄胍(MIBG)是去甲肾上腺素的类似物,可浓聚于富含交感神经的组织或病灶中。因此,用放射性核素标记的 MIBG 可被肾上腺髓质摄取而显影。

2. 显像剂与显像方法

(1)显像剂:常用^{131}I-间位碘代苄胍(^{131}I-MIBG),成人剂量为74~111MBq,儿童酌减。

(2)显像方法:缓慢静脉注射显像剂,注射时间控制在 1~2 分钟,分别于注射后 24 小时、48 小时(必要时 72 小时)采集前位和后位影像,对阳性病变区可在注射显像剂后 24 小时行 SPECT/CT 断层融合影像。对疑有异位、恶性嗜铬细胞瘤者,需行全身显像及局部 SPECT/CT 断层融合影像。

3. 影像分析

(1)正常图像:正常人肾上腺髓质不显影,或仅有少数隐约显影,且影像小而不清晰,双侧大致对称。唾液腺、心肌、肝、脾、结肠、肾脏及膀胱等处可显影。

(2)异常图像:可表现为单侧或双侧肾上腺区域放射性浓聚,强度明显高于肝脏;双侧肾上腺髓质在 24 小时清晰显影或 24~72 小时显影增强,提示双侧肾上腺髓质增生;单侧或双侧肾上腺髓质在 24 小时明显显影或 24~72 小时显影明显增强,提示嗜铬细胞瘤;嗜铬细胞瘤于肾上腺以外部位出现异常局灶性浓聚影,提示异位嗜铬细胞瘤,常异位于膈肌以下;若一侧肾上腺部位可见明显浓聚影,伴肾上腺以外浓聚影,应考虑恶性嗜铬细胞瘤转移灶。

4. 临床应用 肾上腺髓质显像可用于嗜铬细胞瘤的定位与定性诊断及治疗后随访,肾上腺髓质增生的辅助诊断,非嗜铬细胞瘤的辅助诊断,以及不明原因高血压的鉴别诊断。

(五)炎症性眼病显像

1. 原理 ^{99m}Tc-DTPA 是一种敏感的炎性活动标志物,可透过损坏的血管壁渗入到组织间隙中,与炎性反应部位细胞外液中的多肽结合,与眶周活动性炎症直接相关,进而得到甲状腺相关性眼病(thyroid-associated ophthalmopathy,TAO)(又称格雷夫斯眼病)的炎症性眼病显像。

2. 显像剂与显像方法 显像剂为 ^{99m}Tc-二乙三胺五乙酸(^{99m}Tc-DTPA),剂量为 740MBq。检查者取仰卧位,固定头部,闭眼。静脉注射显像剂 30 分钟后采集影像,通过后处理软件得到不同断面眼眶 SPECT/CT 断层融合影像。

3. 影像分析 正常患者双眼球周区域无明显或仅有轻度放射性核素摄取。活动期甲状腺相关性眼病显像可见双眼或单眼球周间隙显像剂分布浓聚,眼肌增宽。非活动期患者仅可见球周轻度显像剂浓聚影。

4. 临床应用 用于甲状腺相关性眼病患者炎性活动度评价,指导制订治疗决策。

四、案例分析

案例 1

1. 临床资料 患者女性,38 岁,焦虑、心慌、气短 1 年余,加重 2 个月。血压 115/80mmHg、脉搏 122 次/分、体温 37.1℃、呼吸频率 18 次/分。体态消瘦,颈部无压痛,甲状腺肿大,闻及血管杂音,突眼明显且复视,手颤,双下肢无水肿。心率 110 次/分,心律齐。心电图提示窦性心动过速。颈部超声提示甲状腺双叶弥漫性增大,血流信号呈"火海征"。甲状腺功能:FT$_3$↑、FT$_4$↑、TSH↓、甲状腺球蛋白抗体(TGAb)与甲状腺过氧化物酶抗体

（TPOAb）正常。血常规、尿常规、生化正常。为明确诊断并进一步规范治疗，就诊于核医学科门诊。考虑 TAO，行甲状腺摄 ^{131}I 功能试验、甲状腺静态显像（^{99m}TcO$_4^-$）、炎症性眼病显像（^{99m}Tc-DTPA）。

2. 影像分析

（1）甲状腺摄 ^{131}I 功能试验显示，3 小时：30.60%；6 小时：52.31%；24 小时：90.40%。提示：甲状腺摄 ^{131}I 功能亢进。

（2）甲状腺静态显像（^{99m}TcO$_4^-$）显示：甲状腺显影清晰，位置正常，体积增大，形态饱满，放射性核素分布弥漫性异常浓聚，口腔、唾液腺未见显影。定量参数：左叶，上下径 5.09cm、面积 12.29cm^2；右叶，上下径 6cm、面积 16.88cm^2。甲状腺总面积 29.17cm^2，总质量 53.44g。甲状腺摄锝率 32.0%（正常范围 0.24%~3.34%）。影像诊断：甲状腺总面积和质量增大，总摄锝功能明显增强，符合甲状腺功能亢进影像（图 3-1A）。

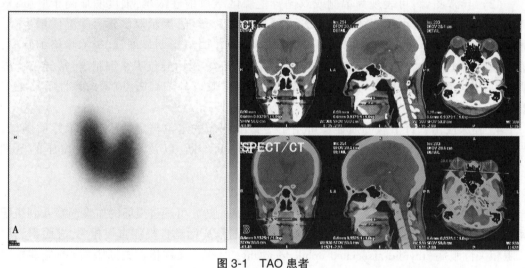

图 3-1　TAO 患者

A. 甲状腺静态显像；B. 炎症性眼病显像（^{99m}Tc-DTPA）眼球突出度测量。

（3）炎症性眼病显像（^{99m}Tc-DTPA）显示：双侧眼球突出，突出度分别为：R 28.6mm，L 26.3mm；双侧泪腺体积增大，部分脱垂出眶缘，伴放射性核素异常浓聚；双侧眼外肌密度均匀，边界清楚，肌腹增粗伴放射性核素异常浓聚，以内直肌、上直肌、下直肌为著；眶内软组织见明显放射性核素异常浓聚，眶周软组织未见明显放射性异常浓聚。眼外肌厚度定量参数：内直肌：R 9.2mm、L 5.6mm；外直肌：R 4.0mm、L 3.9mm；上直肌：R 8.2mm、L 10.5mm；下直肌：R 8.8mm、L 9.8mm。影像诊断：双侧眼球Ⅱ度突出，泪腺部分脱垂；双侧眼外肌腹增粗伴核素异常浓聚，以内直肌、上直肌、下直肌为著。符合活动期 TAO 的炎症性眼病眶内改变（图 3-1B、图 3-2）。

3. 案例讨论

（1）该案例患者 TAO 诊断要点为：处于基础代谢明显增高状态，表现为消瘦、心悸、手颤等；下丘脑-垂体-甲状腺轴负反馈调节机制失效，整个甲状腺摄碘及合成甲状腺激素的能力显著增强并且不受 TSH 调控，甲状腺摄取显像剂弥漫性增高，而口腔、唾液腺显影不清或不显影；FT$_3$、FT$_4$ 增高，TSH 减低；超声显示甲状腺体积增大且血流丰富；甲状腺摄碘率明显增高。

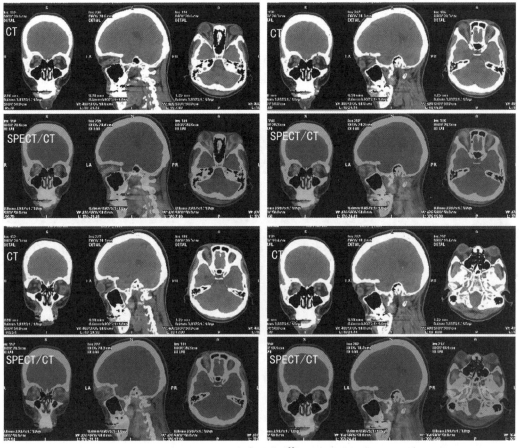

图 3-2　TAO 患者显像(^{99m}Tc-DTPA)

（2）TAO 应与高功能腺瘤和亚急性甲状腺炎鉴别，三者均可出现甲状腺功能激素水平相似的表现，以及基础代谢增高状态。但高功能腺瘤甲状腺静态显像可呈"热结节"且正常甲状腺组织不显影或显影不清。亚急性甲状腺炎由于感染造成甲状腺细胞破坏，摄取功能减低或丧失，导致甲状腺静态显像呈甲状腺局限性或弥漫性显像剂分布稀疏或缺损。

（3）TAO 是一种与甲状腺疾病相关的器官特异性自身免疫性疾病，其发病机制普遍认为与细胞免疫有关，以炎症、水肿和继发眼眶组织的纤维化为特征。在疾病进程中，活化的成纤维细胞分泌亲水的葡萄糖胺聚糖，导致局部水肿，眼外肌和眶内结缔组织被淋巴细胞浸润引起炎症。眼部主要体征包括：眼睑退缩、上睑迟落、软组织受累、眼球突出、眼外肌肥大、暴露性角膜炎及压迫性视神经病变等。按临床表现可分为充血型、肌病型、混合型眼病三个亚型。准确评价 TAO 炎症活动程度是该病治疗关键：活动期病变宜采用激素或免疫抑制剂治疗、眶部放射性治疗，而对于非活动期病变且症状明显者可采用手术治疗。本案例通过炎症性眼病显像，评估为活动期 TAO，为下一步针对性治疗提供依据。

案例 2

1. 临床资料　患者女性，59 岁，15 年前诊断滤泡状甲状腺癌。曾行双叶甲状腺切除术和双侧颈部淋巴结清扫术。近期颈部超声显示甲状腺术后左叶 2cm×1.5cm，右叶 0.5cm×0.3cm，未见异常淋巴结。肺 CT 提示肺内多发肺结节。甲状腺球蛋白（Tg）89.32ng/ml（正常为 0～50ng/ml），为评估甲状腺癌进展情况，行全身 ^{131}I 平面与局部

SPECT/CT 断层融合显像。

2. 影像分析　口服诊断剂量 ^{131}I-NaI 口服溶液,24 小时后行全身 ^{131}I 平面与局部
SPECT/CT 断层融合显像,影像清晰,于甲状软骨前下方气管旁两侧甲床三处区域、顶骨、右
肺下叶、右肺背段及左肺下叶等多处放射性核素异常浓聚;右侧髂骨大面积放射性核素异常
浓聚,同时右侧髂骨伴骨质破坏。影像诊断:甲状腺癌术后功能灶残留;右肺下叶、右肺背段
及左肺下叶等多处肺转移;顶骨、右侧髂骨大面积骨转移(图 3-3)。

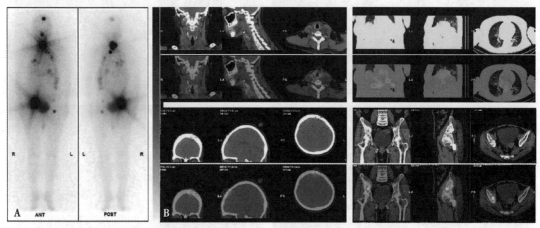

图 3-3　滤泡状甲状腺癌术后全身 ^{131}I 平面与 SPECT/CT 断层融合显像
A. 全身平面显像;B. SPECT/CT 断层融合显像。

3. 案例讨论

(1) 近 20 年来,甲状腺癌发病率在全球范围内逐年增高,其病因主要与头颈部外照射
史、碘摄取异常、内分泌失调紊乱、遗传因素有关。

(2) 甲状腺癌按病理分类,可分为 4 大类:乳头状癌、滤泡状癌、髓样癌和未分化癌。
其中乳头状癌主要通过淋巴转移,滤泡状癌主要通过血行转移,二者均属于分化型甲状腺
癌(differentiated thyroid cancer,DTC),占 85%,具有摄碘功能,可以利用 ^{131}I 全身显像进行
评估,并作为放射性核素治疗依据。髓样癌与未分化癌,称为非分化型甲状腺癌,不具有
摄碘功能。降钙素(CT)>100ng/L,提示甲状腺髓样癌。本案例为滤泡状甲状腺癌,术后
应积极随访评估是否发生肺、骨等血行转移。因此,全身 ^{131}I 显像结合 SPECT/CT 融合显
像可以了解 DTC 术后功能灶残留及转移情况,明确定位与毗邻情况,为下一步治疗提供
依据。

(3) 甲状腺超声检查是甲状腺癌首选的影像学检查方法,也是甲状腺癌术后及 ^{131}I 治疗
后随访指标,也可发现 2mm 以下小结节的特征。甲状腺癌超声学典型特征为结节低回声、
边界不清或无明显包膜、内有点状强回声、周边或内部有一定血流信号、纵横比大于 1。同时
可在超声引导下进行细针吸取细胞学检查(fine-needle aspiration cytology,FNAC),依据 2015
年美国甲状腺学会(ATA)发布的《成人甲状腺结节与分化型甲状腺癌诊治指南》要求对
FNAC 结果可疑者,术前必须进行颈部超声检查,评估对侧甲状腺、中央区、侧颈区淋巴结情
况。此外,术前评估甲状腺结节良恶性,FNAC 是灵敏度和特异性最高的方法,近年来国内外
尝试用 FNAC 洗脱液行甲状腺球蛋白(Tg)含量测定,在甲状腺相关的淋巴结定性方面体现
了积极的意义。本案例术后血清学 Tg 含量显著增高,高度考虑甲状腺癌术后转移可能。

案例 3

1. **临床资料** 患者女性,63 岁,骨痛 7 年,恶心、呕吐、乏力 2 年。血生化检查提示血钙及甲状旁腺激素水平明显升高,血清磷降低,尿钙及尿磷明显增加。腰椎 X 线片提示严重骨质疏松。超声提示右侧甲状旁腺区低回声结节,未见明显血流信号。既往无慢性疾病史。为明确病因,行^{99m}Tc-MIBI 双时相法甲状旁腺显像。

2. **影像分析** ^{99m}Tc-MIBI 双时相法甲状旁腺显像示:注射显像剂 15 分钟后颈胸部平面与 SPECT/CT 断层融合显像可见相当于甲状腺右叶下极腺体后方近内缘处显像剂异常浓聚灶,呈椭圆形腺体样密度影,大小约 40mm×15mm×11mm;1 小时后全身平面显像可见甲状腺两叶显像剂有所消退,甲状腺右叶下极腺体后方近内缘处显像剂异常浓聚灶仍可见,心脏及消化道可见生理性摄取,余全身其他部位未见异常浓聚影;2 小时后颈胸部平面与 SPECT/CT 断层融合显像可见甲状腺两叶显像剂消退,甲状腺右叶下极腺体后方近内缘处显像剂异常浓聚灶仍可见,浓聚程度较前减低,呈椭圆形腺体样密度影。影像诊断:右叶下极腺体后方近内缘处,相当于右侧下甲状旁腺摄取功能增强,符合功能亢进的甲状旁腺腺瘤影像(图 3-4)。

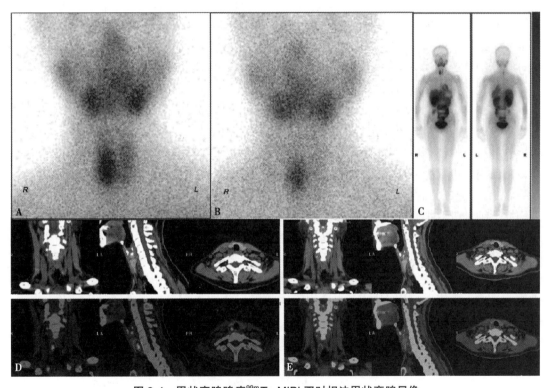

图 3-4 甲状旁腺腺瘤^{99m}Tc-MIBI 双时相法甲状旁腺显像

A. 颈胸部平面显像:15 分钟;B. 颈胸部平面显像:2 小时;C. 全身平面显像:1 小时;

D. 颈胸部 SPECT/CT 融合显像:15 分钟;E. 颈胸部 SPECT/CT 融合显像:2 小时。

3. **案例讨论**

(1)甲状旁腺上下两对,贴附于双叶甲状腺上、下极背侧后缘,位于甲状腺内层与外层被膜之间,主要通过合成、储存和分泌甲状旁腺激素(parathyroid hormone,PTH),调节体内的钙、磷代谢。甲状旁腺功能亢进症(hyperparathyroidism,HPT)是指由于甲状旁腺激素分泌过多引起钙、磷代谢紊乱所产生的一系列的综合征。患病率约 1/1 000,男女比例约为 1:(2~4),发病率随年龄增长而增加,绝经后女性的患病率为普通人群的 5 倍。基于发病机理可分为原发性甲状旁腺功能亢进症(primary hyperparathyroidism,PHPT)、继发性甲状旁腺功能亢进症(secondary hyperparathyroidism,SHPT)、三发性甲状旁腺功能亢进症(tertiary hyperparathyroidism,THPT)。

(2) 本案例为原发性甲状旁腺功能亢进症(PHPT),定位于右侧下甲状旁腺,是由于甲状旁腺本身病变引起 PTH 分泌过多,通过对骨和肾起作用,导致高钙血症和/或低磷血症,PHPT 中甲状旁腺腺瘤最多(占 85%),其次是甲状旁腺增生,极少是甲状旁腺腺癌。治疗方面首选手术,^{99m}Tc-MIBI 双时相法提供了明确定位信息,为手术方案制订提供重要依据。但目前认为并非所有患者都需要手术,部分患者可采用内科治疗,并定期随访;SHPT 由于长期低血钙、高血磷,刺激甲状旁腺增生,分泌过多 PTH,以代偿性维持血钙与血磷水平,长期甲状旁腺增生最终可导致功能自主的腺瘤形成,多见于维生素 D 缺乏或抵抗、严重肾功能不全、骨软化症、小肠吸收不良等,常多个甲状旁腺同时受累。

(3) 本案例在 1 小时后行全身平面显像采集,除颈区外全身其他部位未见异常浓聚灶,证明无远处异位甲状旁腺的存在。甲状旁腺异位比例为 6%~10%。上甲状旁腺最常见异位于气管食管沟。下甲状旁腺位置变异变化较大,可出现在从下颌角至心包的任何地方,常见异位于胸骨上窝、胸腺内、前上纵隔内、颈动脉鞘内、甲状腺内、梨状窝等,约 20% 异位于纵隔处。

五、小结

甲状腺显像对甲状腺及结节功能判定、异位甲状腺的诊断、甲状腺癌术后残留与转移灶寻找,以及指导甲状腺疾病放射性[131]I 治疗等方面,均提供了重要的参考依据。^{18}F-FDG PET 主要辅助用于甲状腺癌原发灶与转移灶诊断与“失分化”的判定。CT 和 MRI 显像可清晰显示甲状腺及其与周围组织器官的关系。超声检查可作为甲状腺疾病的初筛手段,同时在超声引导下细针吸取细胞学检查(FNAC)提高了甲状腺癌的确诊率,但超声检查的局限性在于对颈部浅表器官以外的部位如远处的转移灶无法检出;甲状旁腺显像为临床上诊断甲状旁腺功能和位置异常提供了有效的方法,为手术治疗提供影像依据;肾上腺髓质显像使富含交感神经的组织或病变组织显像,起到定性诊断和功能判断的作用;甲状腺相关性眼病的炎症性眼病显像近年来已应用于临床,主要用于甲状腺相关性眼病患者炎性活动度评价与指导治疗。

(栾　厦)

第四章 骨与关节系统

一、目的和要求

掌握骨与关节显像的正常影像表现,及其在恶性肿瘤骨转移和代谢性骨病中的临床应用。熟悉骨与关节显像在原发性骨肿瘤、其他良性骨关节病的临床应用,以及骨密度测定基本原理与诊断标准。了解骨显像的原理、方法以及与其他相关影像学检查的比较。

通过实习体会骨、关节显像是反映骨骼无机盐代谢学特征的影像,在临床诊断骨骼疾病方面有其独特的优势。能够在临床诊疗中熟练完成骨、关节的核素显像检查,并对结果做出正确判断,体会骨骼系统核医学检查在临床疾病适应证选择上的重要作用。

二、实习学时

本章实习学时数:2 学时。

三、学习与实习内容

(一)骨与关节显像

1. 原理

(1)骨显像:应用某种亲骨性放射性核素或其标记化合物,通过离子交换和化学吸附,而沉积在骨骼内,局部骨骼摄取程度与其血流、代谢活跃程度和交感神经状态等有关。使用 SPECT 或 PET 采集影像,显示全身各部位骨、关节的血流灌注和显像剂分布与吸收情况。

(2)关节显像:当关节发生炎症或退行性变时,大量的滑膜增殖、水肿,关节液增多,血管增生,毛细血管透性增加,导致局部血运增加,还有软骨破坏伴周围成骨反应性增生,使 $^{99m}Tc\text{-}MDP$ 或 $^{99m}TcO_4^-$ 在增殖的滑膜上聚集,从而使骨、关节显影。

2. 显像剂与显像方法

(1)显像剂:临床常用的有①SPECT 显像剂: ^{99m}Tc-亚甲基二膦酸盐($^{99m}Tc\text{-}MDP$),成人剂量740~1 110MBq;②PET 显像剂: ^{18}F-氟化钠($^{18}F\text{-}NaF$),成人剂量185~370MBq,静脉注射30分钟~2 小时后显像。因 ^{18}F 可与骨骼中羟基磷灰石晶体中的 OH^- 进行离子交换而具有很强的亲骨性,因此骨摄取更高,血液清除更快,影像更清晰。

(2)显像前准备:注射显像剂后嘱患者饮水 500~1 000ml,临检尽量排空膀胱尿液,摘掉饰物,避免体表污染。

(3)显像方法

静态骨显像:注射显像剂后 2~5 小时采集。选用低能高分辨或低能通用型准直器,矩阵 256×1 024,倍率 1.0,扫描速度 15~20cm/min。准直器尽量接近体表,常规取前后位及后前位平面全身骨显像,必要时加做局部 SPECT/CT 断层融合显像。

动态(三相或四相)骨显像:弹丸式注射显像剂后,立即以 3 秒/帧的速度连续采集 20 帧,为血流相;注射 5 分钟后行静态采集,采集时间为 1 分钟,为血池相;2~5 小时再进行静态骨显像,为延迟相。由此获得的骨血流相、血池相和延迟相影像称为三相骨显像。如增加一次 24 小时静态骨显像则为四相骨显像。

3. 影像分析

(1) 正常影像

静态骨显像:正常成人全身骨骼显像清晰,左右两侧显像剂分布呈均匀和对称分布。代谢旺盛的松质骨如扁平骨(颅骨、肋骨、胸骨、椎骨)和长骨骨骺端显像剂聚集较多,而密质骨如长骨干显像剂聚集相对较少,可见双肾和膀胱显影。正常儿童、青少年全身骨骼影像较成人普遍增浓,骨骺显影明显(图 4-1)。

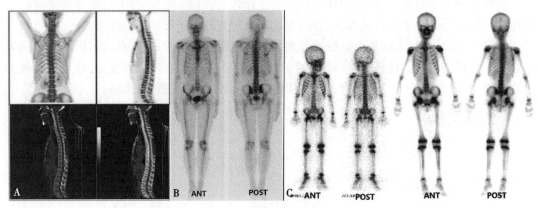

图 4-1　正常静态骨显像

A. 成人 ^{18}F-NaF 显像;B. 成人 ^{99m}Tc-MDP 显像;C. 儿童和青少年 ^{99m}Tc-MDP 显像。

动态(三相或四相)骨显像:血流相于静脉注射显像剂后 8~12 秒,可见局部大血管影像,随之显示局部软组织轮廓,放射性呈对称地较均匀分布。血池相仍可见大血管显影,软组织轮廓更为清晰,放射性分布均匀。延迟相同静态骨显像。

关节显像:各关节处显像剂浓聚高于邻骨组织,内部显像剂分布均匀,关节软骨不显影(显像剂为 ^{99m}TcO$_4^-$ 时)。关节腔显像清晰,双侧关节对称性均匀分布。儿童、青少年关节显像较老年人明显。小儿干骺端显像剂呈对称性浓聚,生长期的儿童骨骼生长中心摄取显像剂增加,表现为双侧骨骺部位呈规则、对称的条状聚集带。四肢骨的大关节可见对称性显像剂浓聚,在肌腱附着区和持续的骨形成区也可见显像剂摄取增高。肱骨头显示清晰,右肩关节由于多数人为右利手常比左侧显像剂摄取增多。

(2) 异常图像:骨骼的异常摄取可表现为显像剂分布不均匀、不对称。局限性或弥散性放射性异常浓聚区、稀疏区或浓聚区与稀疏区并存。骨骼以外的组织除生理性摄取外,摄取显像剂均属异常。"超级骨显像"是全身骨骼影像中显像剂分布呈均匀、对称性的异常浓聚,骨骼影像异常清晰,软组织内分布极低,而双肾和膀胱不显影或显影明显稀疏。

4. 临床应用

(1) 早期诊断骨转移癌:临床首选全身骨显像,评价早期诊断恶性肿瘤患者是否骨转移,以了解全身骨骼骨盐代谢状况,对于肿瘤患者的临床分期、治疗计划、评价疗效和随访均有重要价值。

骨转移瘤常见表现形式为:①多发、无规律、大小不等和形态各异的显像剂分布增高为典型表现,多见于成骨性骨转移者,如前列腺癌、支气管类癌等;②多发、无规律显像剂浓聚和稀疏缺损并存,见于溶骨性和成骨性骨转移并存者,如肺癌、乳腺癌、消化道恶性肿瘤等;③单发或多发显像剂分布稀疏或缺损区,见于溶骨性骨转移破坏为主的肿瘤,如肾癌、消化道肿瘤、甲状腺癌等。

(2)观察和判断原发性骨肿瘤的病变范围和治疗效果:原发性骨肿瘤分为良性骨肿瘤和恶性骨肿瘤,前者多见于骨软骨瘤、骨巨细胞瘤等,后者多见于骨肉瘤、软骨肉瘤等。

骨显像具体表现为:①骨肉瘤的典型表现为病变部位明显的显影剂异常浓聚,且病灶内显影剂分布不均匀,有时热区中可见"冷区"改变;②软骨肉瘤表现为浓密的斑片状显影剂异常浓聚;③骨巨细胞瘤的典型表现为病灶中心呈"冷区"改变,病灶周围显影剂异常浓聚或整个肿瘤显影剂异常浓聚;④尤因肉瘤骨显像表现为骨及软组织内肿瘤均有显影剂异常浓聚;⑤多发性骨髓瘤表现为病灶以多发性为主,阳性病例2/3呈单纯"热区",1/3呈"热区"合并"冷区";⑥骨样骨瘤表现为病变部位出现边界清楚的显影剂浓聚,周围可见弥漫性显影剂增加。

(3)代谢性骨病的诊断:代谢性骨病指一组以骨代谢异常为主要表现的疾病,如原发性和继发性甲状旁腺功能亢进症、肾性骨营养不良(又称肾性骨病)、骨质疏松症、骨软化症及佩吉特病(Paget's disease)等。早期骨显像可见骨骼对显像剂弥漫性摄取增高,但不同类型的代谢性骨病可表现为不同特征性影像表现。

骨显像具体表现为:①甲状旁腺功能亢进症具有典型"超级骨显像"特征。②肥大性肺性骨关节病表现为四肢长骨皮质显像剂分布增高,尤其是双下肢呈对称性增高,称为"双轨征",关节周围分布增高。③肾性骨营养不良是一种与慢性肾衰竭相关的代谢性骨病,可引起继发性甲状旁腺功能亢进症,主要骨骼改变包括纤维囊性骨炎、骨软化症、骨硬化和骨外钙化等。骨显像表现为骨骼弥漫性显像剂摄取增高,其分布可以是均匀或不均匀的,同时可见到一种或多种上述甲状旁腺功能亢进症代谢性骨病的征象。④骨质疏松症表现为早期颅骨呈"帽状征"显像剂分布增加,严重者表现为骨骼显像剂分布普遍性减低,椎骨轮廓不清,如椎骨压缩性骨折时有强的线状特征性显像剂分布浓聚带,其他部位的骨折有局灶性的显像剂分布浓聚。⑤佩吉特病又称畸形性骨炎,常为多骨病变,脊柱、盆骨及四肢长骨是最容易受侵犯的部位,呈显像剂摄取异常增高,且均匀性分布。

(4)炎性骨病的诊断:常见类型包括①化脓性骨髓炎表现为骨质破坏、死骨形成,在骨质破坏区可有骨质增生和骨膜新生骨,骨周软组织肿胀或脓肿形成,病变区域除脓肿外显像剂浓聚增强;②骨结核表现为受累部位显像剂浓聚增强,受累关节间隙、椎间隙狭窄或消失,关节面骨质破坏,形成死骨,严重者可出现关节、脊柱畸形,病变周围软组织肿胀形成的冷脓肿为结核特征性表现;③布鲁菌病表现为相邻椎体受累,椎间隙受累变窄,骨质破坏呈虫蚀样、小囊样,受累的骨质显像剂浓聚程度增强;④椎体终板骨软骨炎表现为椎体边缘毛糙、骨质密度增高、椎间隙可见气体,累及的上位椎体下缘及下位椎体上缘显像剂浓聚增强;⑤急性骨髓炎表现为在发病24~48小时内即可出现显像剂浓聚影,通常临床采用三时相骨显像,其特点为血流相、血池相与延迟相均有显像剂分布增高,其与软组织蜂窝织炎的鉴别诊断在于延迟相出现显像剂分布减低或缺损。

（5）其他良性骨疾病：主要包括①缺血性骨坏死：以股骨头缺血性坏死最为常见。三时相骨显像中血流相、血池相及延迟相均表现为局部显像剂分布减低，呈现"冷区"；随着骨修复开始，出现典型的"炸面圈"征，即股骨头显像剂缺损区周围有环状浓聚；当病变进一步发展至晚期时，则显像剂浓聚更加明显。②骨创伤：多应用于骨创伤后 X 线诊断不敏感的隐匿性骨折与应力性骨折，表现为骨折部位显像剂分布增高；也可鉴别急性骨折与陈旧性骨折，前者显像剂摄取明显浓聚，后者显像剂摄取正常或者轻度增加。③移植骨的监测：可监测移植骨血供、成活状态及并发症发生等。④SAPHO 综合征是以滑膜炎、痤疮、脓疱病、骨质增生和骨炎为特征的综合征。骨关节病变和皮肤损害是本病的特征性改变。可累及中轴骨及外周骨，最常累及胸锁关节，主要表现为滑膜炎、骨肥厚和骨炎。全身骨显像可以早期发现SAPHO 综合征受累骨组织，两侧炎性的胸锁关节及相邻肋骨显像剂浓聚增强，呈"牛头征"或"飞燕征"，是本病影像学特征性改变。

（6）关节疾病的诊断：关节显像主要应用于观察病变累及的范围或部位，辅助临床明确诊断，定位疼痛部位，评价疾病活动状态及疗效观察。包括：①类风湿关节炎可表现为整个腕部有弥漫性显像剂摄取增高，伴指（趾）关节和掌指关节的侵犯。②骨关节炎或退行性关节病在老年人群中普遍存在，病变常累及膝、踝及手、足、骶髂、腰椎等关节，可表现为局部显像剂摄取不对称性增高，关节部位较浓聚，第一腕掌关节显像剂摄取增高是骨关节炎的特异性征象，远端指（趾）关节显像剂摄取也可增高。③假体松动与感染方面，人工骨关节置换术后假体松动与感染是最常见并发症，X 线片检查可判断是否存在松动，但不能判断是否存在感染。骨三相显像可以应用于假体感染与假体松动的鉴别。

（二）骨密度测定

1. 原理　骨密度（BMD）测定是利用骨组织对放射性物质的吸收与骨矿物质含量成正比的原理，通过各种放射源释放出的 γ 射线或 X 射线，穿过人体后从所剩的射线量和被吸收的射线量计算出骨矿物质含量。

2. 测量方法　测量骨密度的方法有单光子吸收测定法（SPA）、双光子吸收测定法（DPA）、双能 X 线吸收测定法（DEXA）、定量 CT 测定法、定量超声测定法（QUS）等，其中DEXA 法是世界卫生组织（WHO）推荐的测量骨密度的"金标准"。

双能 X 线吸收测定法（DEXA）是从 X 线球管释放的 X 线通过 Kedge 吸收过滤，分成高、低两种不同能量的 X 线源（E = 40keV，E = 70 ~ 80keV），经骨质和软组织吸收后，通过测量计算得到骨密度。具有扫描时间缩短、辐射剂量小、空间分辨率更高而图像清晰、精确度和灵敏度均明显提高等优点。DEXA 法除了可以测量腰椎、股骨近端、髋骨等处的骨密度，还可以测量周围骨骼和全身矿物质含量，同时可对局部骨骼的低能 X 线骨影像进行影像学定性评价。

3. 结果判读　世界卫生组织（WHO）以 T 值作为诊断标准，即测得的 BMD 与同性别健康年轻人均值比较的差别，单位以标准差（SD）表示。计算公式如下：

$$T 值 = \frac{被检查者 BMD - 正常对照的 BMD}{正常对照的 BMD}$$

诊断标准：①T 值 > -1SD 为正常；②T 值在 -2.5 ~ -1SD 之间为骨质减少；③T 值 < -2.5SD 为骨质疏松症，且有一次或多次脆性骨折为严重骨质疏松症。

4. 临床应用　主要用于骨质疏松症的诊断、预测骨折的风险性、随访和疗效监测。

四、案例分析

案例 1

1. 临床资料　患者女性,乳腺癌术后 2 个月,主诉周身疼痛、无风湿病史。近期 CA19-9:98.56ng/ml↑(正常为 0~35ng/ml),CA15-3:52.64ng/ml↑(正常为 0~35ng/ml)。为了解全身骨骼情况,行全身静态骨显像。

2. 影像分析　全身静态骨显像示:全身骨骼显影清晰,对比度尚可,放射性核素分布不均匀,左右两侧不对称。颅骨、胸骨、右侧肩胛骨、脊柱诸骨、肋骨多处、骶骨、右侧骶髂关节、左侧髂骨及耻骨、左侧股骨中上段,均可见散在、多发、不规则放射性核素分布异常浓聚。影像诊断:以上诸骨核素浓聚处,无机盐代谢异常旺盛,考虑骨转移(图 4-2)。

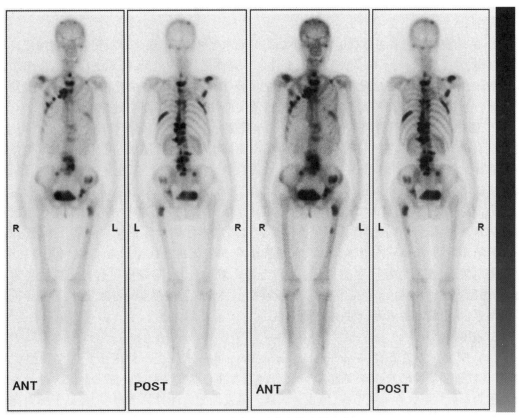

图 4-2　乳腺癌术后全身静态骨显像

3. 案例讨论

(1) 恶性肿瘤常发生转移,其中骨骼是好发转移的部位,全身骨显像是早期诊断恶性肿瘤骨转移的首选方法,可比 X 线检查提前 3~6 个月发现转移病灶,且全身显像可发现 CT 及 MRI 等检查范围以外的病灶。全身骨显像可指导临床分期和治疗方案,评价治疗效果和随诊等。由于红骨髓内毛细血管丰富,血流缓慢,适于肿瘤栓子生长,因此肿瘤骨转移的好发部位依次是椎体、骨盆、肋骨、胸骨、股骨干、肱骨干以及颅骨。虽然转移瘤常有椎弓根的破坏,但其侵及椎体比侵犯附件更常见。

(2) 骨转移瘤在全身骨显像上典型表现为:放射性核素分布呈热区,形如团块状或条索状且多发无规律分布,多见于中轴骨,以成骨型改变为主,常见于前列腺癌、乳腺癌;如混合型改变,则呈核素分布浓聚与稀疏、缺损并存,常见于肺癌、乳腺癌、宫颈癌、卵巢癌及睾丸肿瘤;如以溶骨型改变为主,则为单发或多发核素分布稀疏、缺损区,常见于甲状腺癌、肾癌、肾上腺癌、子宫内膜癌(又称子宫体癌)、胃肠道肿瘤。本案例骨显像影像学表现为典型成骨型改变为主的骨盐代谢异常旺盛,可明确诊断乳腺癌术后骨转移。

(3) 单个或多个椎体塌陷,可由骨转移引起,也可见于骨质疏松、骨质软化和骨髓瘤。当上胸椎椎体出现塌陷并伴有椎旁软组织肿块或椎弓根破坏,椎体终板成角或不规则变形,常提示椎体转移。骨质疏松或骨软化症引起的椎体塌陷很少发生在上胸椎,椎弓根破坏是转移瘤的特征性表现,很少见于骨髓瘤。血行转移的肿瘤常先侵及长骨骨髓腔内的松质骨,继而侵犯皮质骨,缺乏广泛的骨膜反应和明显的软组织肿块,有助于转移瘤的诊断。SPECT/CT 断层融合显像清晰显示病灶解剖结构,对良、恶性肿瘤的鉴别具有重要价值。

案例 2

1. 临床资料　患者男性,60 岁,非小细胞肺癌术后 9 月余,规律口服靶向药物治疗。现偶发咳嗽,双下肢水肿,下肢及关节疼痛 1 月余。查体见杵状指,双手 X 线片显示指末端软组织肿胀,指骨末节远端粗隆膨大伴骨质增生。胸部 CT 发现右肺中叶占位,伴右肺多发小结节影。为了解全身骨骼情况,行全身骨显像及局部 SPECT/CT 断层融合显像。

2. 影像分析　全身骨骼平面及断层融合显像显示:全身骨骼显影清晰,对比度尚可,放射性核素分布不均匀,左右两侧不对称。可见左侧第 4 后肋骨骨质破坏,周围骨质增生伴核素分布异常浓聚;双侧肘关节骨皮质增生伴放射性核素异常浓聚(以左侧为著);双侧胫骨、腓骨皮质增生,伴核素分布异常浓聚,呈"双轨征"样改变;双手指骨核素分布异常浓聚影;第 9 胸椎椎体密度未见明显改变,但伴核素分布异常浓聚;第 6～12 胸椎椎小关节增生伴核素分布异常浓聚;骶骨、右侧髂骨翼可见类圆形密度增高影伴核素分布异常浓聚。影像诊断:①左侧第 4 后肋、第 9 胸椎椎体、骶骨、右侧髂骨翼,骨骼无机盐代谢异常增强,考虑骨转移;②双侧肘关节(左侧为著)、双侧指骨(远端为著)、双侧胫骨、腓骨皮质骨骼无机盐代谢增强,考虑肥大性肺性骨关节病;③第 6～12 胸椎椎小关节放射性核素异常浓聚处,骨骼无机盐代谢增强,结合临床考虑退行性改变(图 4-3)。

3. 案例讨论

(1) 肥大性骨关节病(hypertrophic osteoarthropathy,HO)是一种由于骨周围软组织增厚,广泛性骨膜新骨形成而导致的综合征,分为原发性和继发性两类。原发性肥大性骨关节病也称为家族性肥大性骨关节病、厚皮骨膜病。继发性肥大性骨关节病中,多见于肺内炎性与肿瘤性病变,又称为肥大性肺性骨关节病(hypertrophic pulmonary osteoarthropathy,HPO),简称肺性骨病。肺性骨病可继发于胸部疾病,其中恶性肿瘤居多(约占 80%),其次是炎症,少部分可由支气管扩张、膈下脓肿引起,病因诊断要密切结合临床。肺癌导致肺性骨病机制可能与迷走神经刺激及肿瘤所产生的内分泌物质(雌激素、促肾上腺皮质激素、生长激素、扩血管物质)等有关。

(2) 肺性骨病特点为多发性关节炎,骨膜炎与杵状指(趾),膝、肘、腕、踝等关节常受累,病骨区软组织肿胀压痛,表现为骨膜成骨的增强,骨显像的特征性表现是管状骨皮质显像剂摄取对称性增浓,以胫腓骨和尺桡骨远端明显,呈"双轨征"改变,严重者可累及股骨、肋骨和掌骨等。有时骨转移也可合并肺性骨病,概率约为 20%。当肺部原发病变得到有效控制后,骨膜反应消失,肺性骨病可以好转,但骨转移癌不随肺癌病情改善而消退。本案例结

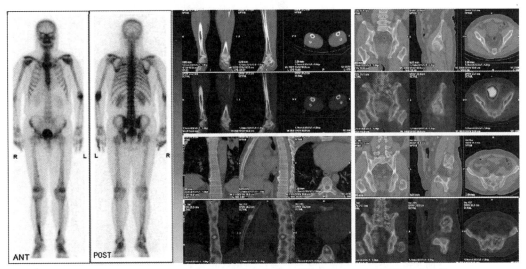

图 4-3　肥大性肺性骨关节病全身骨显像、局部 SPECT/CT 断层融合显像

合病史及症状体征,考虑双侧肘关节、指骨、双侧胫骨与腓骨皮质骨盐代谢增高的肺性骨病,同时合并肺癌骨转移。

（3）有的肺性骨病患者四肢疼痛症状早于胸部症状,早期临床有时可误诊为风湿性或类风湿关节炎。类风湿关节炎诊断要点为对称性关节肿胀、疼痛,腕、掌指近端指间关节受累常见,有"晨僵"现象,类风湿因子增高等。肢端肥大症除具有典型面貌外,尚有蝶鞍区压迫症等全身征象。

案例 3

1. 临床资料　患者女性,65 岁,主诉双手掌脓疱疹 5 年,骨关节疼痛 7 年,加重 6 个月。血沉、C 反应蛋白升高。查体:双侧胸锁关节区及胸骨角压痛,双侧手掌脓疱疹。CT 显示双侧胸锁关节增生、硬化、破坏,以及腰椎退行性变,$L_{3~4}$ 椎间盘膨出,$L_{4~5}$ 椎间盘膨出伴突出,骶髂关节退行性变。右侧锁骨活检病理为骨质硬化,少许浆细胞浸润。临床考虑 SAPHO 综合征,为了解全身骨骼情况,行全身骨显像及局部 SPECT/CT 断层融合显像。

2. 影像分析　全身骨显像及局部 SPRCT/CT 断层融合显像显示:全身骨骼显影清晰,对比度尚可,放射性核素分布不均匀,左右两侧不对称。可见胸骨柄-体连接与双侧第一胸肋关节骨质肥厚、膨胀性改变,核素分布异常浓聚,呈"牛头征"影像;脊柱侧弯;第 1~4 腰椎椎体前缘与第 2~3 腰椎椎体后缘均见骨质增生、变尖且骨质密度增高伴核素分布异常浓聚;双侧掌指、腕关节核素分布异常浓聚。影像诊断:SAPHO 综合征影像,伴掌指、腕关节炎性改变(图 4-4)。

3. 案例讨论

（1）SAPHO 综合征,即滑膜炎、痤疮、脓疱病、骨肥厚、骨炎综合征,是一组以骨、关节病变和皮肤损害为特点的疾病,可能与感染、免疫、遗传有关。SAPHO 综合征的基本病变为骨炎,可以伴或不伴皮肤损害。皮肤损害主要表现为掌跖脓疱病、严重型痤疮和银屑病。SAPHO 综合征的骨、关节病变主要表现为滑膜炎、骨肥厚、硬化和骨炎。成人最常累及部位为前胸壁,其次为脊柱、骶髂关节、外周长骨、扁骨。临床表现为肌肉和骨骼疼痛,活动受限。部分患者因为同时有胸骨柄-体连接与双侧胸锁关节和/或第 1 胸肋关节的受累,骨显像呈

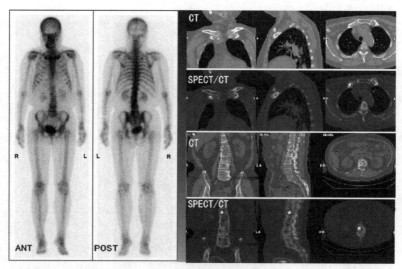

图 4-4　SAPHO 综合征全身骨显像、局部 SPECT/CT 断层融合显像

"牛头征"影像,对 SAPHO 综合征的诊断具有较高的特异性。全身骨显像可以发现 SAPHO 综合征患者的临床隐匿性病灶,可评价全身骨骼受累情况,评估病变代谢活性与病情进展。

（2）SAPHO 综合征病理特征无特异性。急性期骨活检以水肿为主要特征,伴有大量的多核中性粒细胞和浆细胞,并有显著骨膜炎;慢性期以骨质硬化、纤维化为主要特征。部分病例中可培养出痤疮丙酸杆菌。皮肤活检以假性脓肿为特征,细菌培养阴性。

（3）实验室检查多无明显的特异性。类风湿因子、抗核抗体均阴性。可表现为血白细胞轻度升高,血沉、C 反应蛋白升高,可伴有轻度贫血及血清 IgA 轻度升高,HLA-B27 可阳性。

（4）本案例结合病史及影像学与实验室检查不难诊断,但 SAPHO 综合征诊断须与骨感染性疾病、肿瘤骨转移、强直性脊柱炎、弥漫性特发性骨肥厚症、类风湿关节炎等多种疾病相鉴别。骨感染类疾病在骨质破坏区内常有死骨和软组织形成;肿瘤骨转移影像学检查可发现原发灶;强直性脊柱炎,多发生在青年男性,HLA-B27 阳性,多无皮肤改变,通常不累及胸骨、锁骨及胸锁关节;弥漫性特发性骨肥厚症,颈、胸、腰椎受累并有骨桥形成时,易与 SAPHO 综合征相混淆,但弥漫性特发性骨肥厚症很少伴有皮肤病变和骨髓炎;类风湿关节炎多以外周对称性小关节受累为主,类风湿因子阳性。

案例 4

1. **临床资料**　患者女性,50 岁,子宫内膜癌术后 5 年,甲状腺癌术后 2 个月,拟行 ^{131}I 治疗。偶有全身骨痛,辅助检查:血钙↓、甲状旁腺激素↑。为了解全身骨骼情况,行全身骨显像。

2. **影像分析**　全身骨骼显像示:全身骨骼显影异常清晰,对比度尚可,核素分布弥漫性异常浓聚,左右两侧基本对称。颅面部骨骼核素分布异常浓聚呈"头盔征";双侧肋骨与软骨衔接处核素分布呈"串珠样"异常浓聚;四肢长骨核素分布弥漫性异常浓聚。影像诊断:全身骨骼弥漫性骨盐代谢异常旺盛,呈"超级骨显像"影像(图 4-5)。

3. **案例讨论**

（1）代谢性骨病是指一组以骨代谢异常为主要表现的疾病,如骨质疏松症、骨软化症、原发性和继发性甲状旁腺功能亢进症、佩吉特病及肾性骨营养不良等,各种代谢性骨病在各自的骨显像上又有其自身的特点。

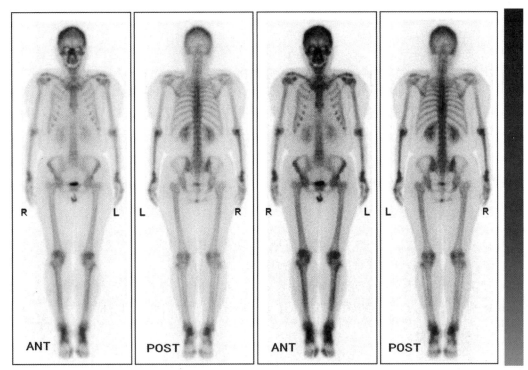

图 4-5 甲状旁腺功能亢进症全身骨骼显像

（2）本案例甲状腺术后甲状旁腺代偿性功能亢进，导致的代谢性骨病属于高转换型骨病，即骨形成与骨吸收均增加，但骨吸收大于骨形成。由于骨形成增加，故全身骨骼摄取骨显像剂普遍增多，经尿液排出的放射性减少，表现为"超级骨显像"影像，又称"超级影像"。骨吸收大于骨形成造成的骨质疏松可以引起骨折或假骨折。由甲状旁腺功能亢进症引起的局部棕色瘤形成还可以导致病理性骨折。此外，甲状旁腺功能亢进症导致的高钙血症，可以造成转移性钙化。

（3）肿瘤引起的"超级骨显像"影像表现为四肢长骨中远段一般没有弥漫性摄取增强，多见于前列腺癌、乳腺癌和胃癌等；而代谢性骨病的"超级骨显像"的影像特征是包括颅骨和四肢长骨的全身骨骼广泛的、均匀的显像剂摄取增高。临床中常结合病史、实验室检查以及其他相关影像学检查鉴别。

五、小结

骨与关节显像是临床中使用频度最高的核医学显像技术，具有高灵敏和全身大视野成像的优势，不仅能显示骨骼的形态，同时能反映骨骼局部血流、代谢的变化。此外，还可根据临床需要选择不同的成像方式以提高病灶的检出能力，因此，对多种骨骼疾病的诊断都具有独特的临床价值。值得注意的是，在实际临床中需充分结合临床进行综合分析判断，关注病史、血清学检查及其他影像学检查等资料，才能使骨与关节显像为临床疾病的诊断与鉴别诊断提供更加有价值的信息。骨与关节显像的特异性低，同病异影和同影异病的现象较为常见，对此 SPECT/CT 图像融合技术或综合影像的应用在骨与关节显像中有重要价值。双能X 线吸收测定法（DEXA）是目前最常用的骨密度检查方法。

（孙学佳）

第五章 泌尿系统

一、目的和要求

掌握肾图、肾动态显像与介入试验的原理、影像分析和临床应用。熟悉肾静态显像的原理、临床应用。了解膀胱输尿管反流显像的原理及临床应用。

通过实习学会泌尿系统核医学检查技术,体会到与其他影像技术在评价肾功能等方面的主要区别和优势,为临床泌尿系统疾病的诊断和鉴别诊断提供更合理的依据。

二、实习学时

本章实习学时数:2学时。

三、学习与实习内容

(一) 肾图

1. **原理** 弹丸式注射由肾小球滤过或肾小管上皮细胞摄取、分泌而不被重吸收的放射性示踪剂后,立即采用肾图探测仪,连续记录示踪剂到达双肾血管床和经双肾滤过或摄取、分泌、排泄的全过程,并描记双肾的时间-放射性曲线(time-activity curve,TAC),即为肾图,用于了解两侧肾功能状态和上尿路排泄状况。

2. **示踪剂与检查方法**

(1) 示踪剂:常用^{131}I-邻碘马尿酸钠(^{131}I-OIH),成人剂量为185~555kBq。

(2) 检查方法:患者检查前2天应停用利尿药,检查前30分钟饮水300~500ml,临检前排空膀胱,检查过程中应放松且保持体位不动。取坐位,将两个探测器分别对位于双肾区,弹丸式注射示踪剂后,即刻启动肾图探测仪,自动记录15~20分钟内双肾区放射性计数的变化,获得双肾的时间-放射性曲线。

3. **曲线分析** 要根据肾图曲线各段特点的分析,评价分肾功能以及尿路通畅情况。

(1) 正常肾图曲线:由a、b、c三段组成,左右两侧肾图曲线形态和幅度基本一致。可利用计算机获得多个肾图定量指标,从而对肾图曲线做出客观的判断和分析(图5-1)。

a段(示踪剂出现段):注射后10秒左右肾图曲线陡然上升,其高度在一定程度上反映肾脏的血流灌注量;b段(示踪剂聚集段):继a段后呈逐渐上升的曲线,其上升的斜率和高度反映肾小管上皮细胞从血液中摄取示踪剂的速度和数量,主要与肾小球滤过功能和肾小管分泌功能有关;c段(示踪剂排泄段):继b段后下降的曲线,开始下降较快,反映示踪剂从肾盂、输尿管排泄的速度和数量,主要与尿流量和尿路通畅情况有关。

肾图常用的定量指标包括:高峰时间t_b(正常<5分钟)、半排时间$C_{1/2}$(正常<8分钟)及

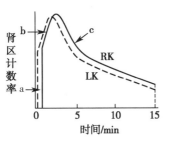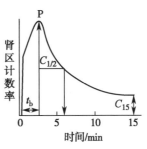

图 5-1 正常肾图曲线示意图

15 分钟残留率 C_{15}（正常<50%）。尿路通畅时，判断肾功能的可靠指标是肾指数 RI（正常>45%）。当上尿路排泄不畅时，分肾浓缩率是评价肾功能的参考指标。

（2）异常肾图曲线：包括单侧肾图曲线自身异常和双侧曲线对比异常两方面，常见典型异常肾图曲线有 7 种类型：持续上升型、高水平延长线型、抛物线型、低水平延长线型、低水平递降型、阶梯状下降型、单侧小肾图型。

（3）介入试验：临床常用利尿剂介入试验和卡托普利试验，通过改变肾脏的正常或病理生理过程，获得更多的肾脏信息，以达到诊断的目的。

利尿剂介入试验：基本原理是指因非梗阻性肾盂扩张病变导致肾盂扩张、容积增大、示踪剂潴留，当注射利尿剂后，尿流量迅速增加，可迅速将扩张的非梗阻性集合系统中潴留的示踪剂洗出；而在机械性梗阻病变中亦可有肾盂扩张，但因尿路不畅，注射利尿剂后，梗阻部位近端潴留的示踪剂洗出缓慢或无法洗出，则肾图曲线无变化。基本方法是在肾图采集时间内，如出现 c 段持续上升，可注射利尿剂并继续采集 10~20 分钟。临床常用呋塞米，成人静脉注射 40mg（或 0.5mg/kg）；儿童 1mg/kg，总量不超过 40mg。利尿剂介入试验用于梗阻性上尿路积液与非梗阻性肾盂扩张病变的鉴别诊断。

卡托普利试验：基本原理是指由于卡托普利是血管紧张素转化酶（ACE）抑制剂，可抑制肾素-血管紧张素-醛固酮系统活性，使 ACE 活性降低，阻断 AT I 转化为 AT II，AT II 浓度减少，从而阻断正常代偿机制，解除了出球小动脉的收缩，使球内滤过压降低和肾小球滤过率（GFR）下降，显像剂潴留；而正常肾血管对卡托普利则无反应。基本方法是卡托普利用药前后分别行肾图检查并对比分析。临床常用卡托普利，空腹口服 25~50mg，给药期间每隔 15 分钟监测一次血压，共 1 小时。卡托普利试验用于单侧肾血管性高血压（RVH）的鉴别诊断。

4. 临床应用 肾图可用于判断分肾功能，灵敏度高于静脉肾盂造影（intravenous pyelogram，IVP）；判断尿路梗阻，结合利尿剂介入试验可用于梗阻类型的鉴别；诊断肾血管性高血压，结合卡托普利试验是筛选和诊断肾血管性高血压既可靠又简单的方法；监测肾移植术后移植肾功能，判定是否存在排斥反应或急性肾小管坏死以及是否有严重移植肾功能不全等均有重要价值。

（二）肾动态显像

肾动态显像利用肾小球滤过型或肾小管分泌型显像剂通过腹主动脉、双肾区、膀胱的一系列动态影像，获得双肾血流灌注与功能动态影像、肾图曲线及相关定量参数，从而提供有关肾血流灌注、功能和尿排泄等信息。

1. 原理 肘静脉弹丸式注射能够被肾小球滤过或肾小管上皮细胞摄取、分泌而不被重吸收的显像剂，立即启动 SPECT，并连续采集显像剂通过腹主动脉、双肾、膀胱的全过程动态影像,包括肾血流灌注显像和肾功能显像。通过感兴趣区处理双肾影像,可获得双肾的时间-放射性曲线及相关定量参数,进而反映分肾功能与尿路通畅等情况。

2. 显像剂与显像方法

(1) 显像剂:分为肾小球滤过型和肾小管分泌型两类,临床常用肾小球滤过型显像剂 ^{99m}Tc-二乙三胺五乙酸(^{99m}Tc-DTPA),成人剂量 185~740MBq,儿童剂量 7.4MBq/kg。

(2) 显像方法:患者检查前 30~60 分钟饮水 300~500ml,临检前排空膀胱。检查时常规采取坐位或仰卧位,视野包括双肾和部分膀胱,肾移植者应以移植肾为中心。弹丸式注射显像剂后,立即以 1~2 秒/帧采集,共 60 秒,获得肾血流灌注显像;随后以 30~60 秒/帧采集,共 20~30 分钟,获得肾功能显像。

(3) 介入试验:与肾图介入试验基本相同。

3. 影像分析

(1) 正常影像:血流灌注相,注射显像剂后依次可见心脏、腹主动脉上段显影,约 2~4 秒后出现肾内小动脉和毛细血管床血流灌注影像,约 4~6 秒影像清晰。肾功能相,在 2~5 分钟时肾影显示最浓且清晰,随后肾皮质影逐渐减退,而肾盏肾盂部位逐渐增高,输尿管隐约可见,显像剂逐渐聚集于膀胱,进而膀胱影像逐渐增浓(图 5-2)。

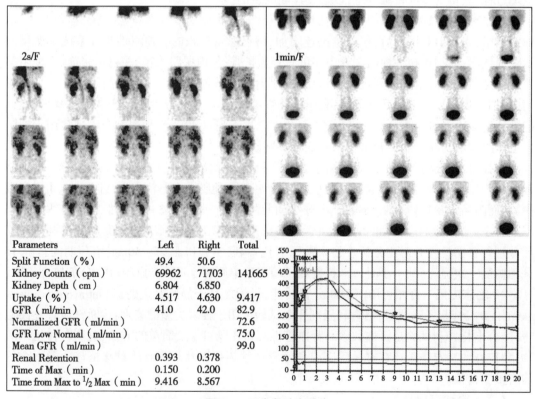

Parameters	Left	Right	Total
Split Function（%）	49.4	50.6	
Kidney Counts（cpm）	69962	71703	141665
Kidney Depth（cm）	6.804	6.850	
Uptake（%）	4.517	4.630	9.417
GFR（ml/min）	41.0	42.0	82.9
Normalized GFR（ml/min）			72.6
GFR Low Normal（ml/min）			75.0
Mean GFR（ml/min）			99.0
Renal Retention	0.393	0.378	
Time of Max（min）	0.150	0.200	
Time from Max to $^1/_2$ Max（min）	9.416	8.567	

图 5-2　正常肾动态显像

(2) 异常影像:血流灌注相表现为显像剂分布异常减少或增强,如肾区无灌注、灌注范围缩小、灌注延迟、局限性灌注减少或增强等。肾功能相表现为肾区不显影、减淡、清除慢或延迟;肾皮质持续显影,肾盂、肾盏及膀胱无显像剂聚集或聚集减少;肾皮质变薄,肾盂扩张且放射性持续浓聚,延迟显像或利尿剂介入显像可见肾盂内显像剂仍明显潴留,并可伴输尿管显影和增粗。

4. 临床应用

（1）肾实质功能的评价：通过评价分肾功能，从而指导临床治疗策略。轻度功能受损可仅表现为肾功能指标的异常；较严重的功能受损则表现为血流灌注减低，肾实质聚集显像剂减少，高峰减低或消失，峰时后延，排泄延缓，甚至整个肾脏不显影。

（2）上尿路通畅情况的判断：上尿路梗阻时，因梗阻原因、程度、部位不同，影像表现也不同。影像特点是肾盏和/或肾盂明显扩张，放射性浓聚，消退延缓，有时可见梗阻上方输尿管扩张显影。功能性与机械性上尿路梗阻的鉴别可采用利尿剂介入试验。

（3）肾血管性高血压的辅助诊断：肾血管性高血压是继发于单侧或双侧肾动脉主干或其主要分支狭窄、肾动脉低灌注引起的高血压。临床诊断可疑时，可行卡托普利试验，影像特点是患侧肾血流灌注减低，影像延迟，肾实质影像小，多伴肾功能受损。

（4）肾移植中的应用：肾动态显像可用于活体供肾者的总肾及分肾功能状况的术前评估，同时在移植肾的监测方面也具有独特优势。功能良好的移植肾动态显像的灌注相与功能相显像剂摄取及排泄功能良好；肾血管性病变灌注相中肾影出现延迟、影像模糊、轮廓不清；急性肾小管坏死的灌注相仅轻度减少，但肾皮质摄取和清除显像剂明显延缓；超急性排斥反应通常于术后即刻出现，表现为移植肾无血流灌注和功能丧失，显像剂分布缺损；急性排斥反应多发生在术后 5~7 天内，表现为移植肾血流灌注不清或不显影，皮质摄取减弱，轮廓模糊，清除延缓；慢性排斥反应可发生于移植术后半个月至半年，可出现各种肾功能受损表现，肾影缩小。尿路梗阻时，肾盏、肾盂内显像剂潴留。尿漏时，在泌尿系影像外出现异常放射性浓聚影，并随时间延长而增浓，形状不规则，边界不清。

（5）其他：肾动态显像还可用于急性肾动脉栓塞的快速确诊，从而及时溶栓治疗，并有助于溶栓疗效的简便监测。在肾内占位性病变中，如肾功能相为病灶局部显像剂分布缺损或稀疏，若血流灌注相也呈缺损或减低区，提示为囊肿、脓肿等良性病变，如血流灌注相显像剂分布正常或增高，提示肾内恶性病变可能性大。

（三）肾静态显像

1. 原理和方法　肾静态显像是利用能被肾实质细胞摄取且缓慢排泄的显像剂^{99m}Tc-二巯基丁二酸（^{99m}Tc-DMSA），被肾实质细胞摄取并可较长时间滞留，可以清晰显示肾脏的位置、大小、形态与实质功能。^{99m}Tc-DMSA 成人剂量为 74～185MBq，儿童剂量为 1.85MBq/kg（最小为 22.2MBq）。常规取仰卧位或坐位，静脉注射显像剂后 2 小时采集肾脏平面显像。

2. 影像分析　正常肾静态影像显示双肾呈蚕豆状，轮廓清晰，边缘整齐。双肾纵轴呈"八"字形，位于腰椎两侧，肾门平第 1~2 腰椎，右肾常较左肾稍低。肾影周边显像剂分布较高，肾门区和中心处稍低，两侧基本对称。左、右肾的放射性分别占双肾总放射性的（50.3±3.8）%和（49.7±4.0）%。不同的肾脏疾病会引起局部或整体肾功能损害，可表现为肾脏位置、大小、形态、数目异常，局部放射性分布增高、稀疏或缺损，肾影淡或不显影等。

3. 临床应用

（1）肾盂肾炎的诊断：影像表现为局灶性显像剂分布稀疏或缺损，可为单发或多发，可发生于一侧或双侧肾脏。当炎症迁延不愈，可形成肾瘢痕，局部容量减少而萎缩。出现瘢痕时，表现有楔形缺损，肾皮质变扁、变薄，肾影变形甚至缩小。

（2）肾脏先天性异常的诊断：先天性异常包括：①数目异常：如先天性独肾，表现为一侧肾脏不显影，对侧肾代偿增大；②位置异常：异位肾、游走肾、肾下垂等；③形态异常：马蹄肾的双肾下极相连,呈倒"八"字形。

(四) 膀胱输尿管反流显像

1. **原理**　膀胱输尿管反流(vesicoureteral reflux,VUR)显像是指采用直接法或间接法将显像剂引入膀胱,待膀胱充盈后,用力排尿或膀胱区加压使尿液反流至输尿管和/或肾区的全过程。

2. **显像剂与显像方法**　根据给药途径的不同,分为直接法和间接法,常用显像剂为高锝酸盐($^{99m}TcO_4^-$)。直接法剂量为37MBq,是将显像剂经导尿管直接注入膀胱,观察膀胱充盈及随后排尿过程中输尿管或肾内有无显像剂出现;间接法剂量74~185MBq,是肾动态显像的延续,待肾区和输尿管显像剂显著减少时,受检者取坐位,探头后置,分别行常规、憋尿并下腹部加压及排尿动态显像。利用 ROI 技术从动态影像获得膀胱、双肾和双侧输尿管(全程或某段)区的 TAC。

膀胱显像过程中,分别于排尿前、后各采集 1 帧静态图像,收集排出尿液并记录尿量。利用 ROI 技术测定出现反流时膀胱区与尿反流影像区的放射性计数率,以及排尿前、后膀胱计数率,计算尿反流量和膀胱残留尿量。

3. **影像分析**　当输尿管与肾脏区出现显像剂(直接法)或显像剂分布增强与曲线呈上升型表现(间接法)时,即可诊断膀胱输尿管反流。

4. **临床应用**　由某种原因引起的膀胱和输尿管功能异常,使膀胱内尿液反流至输尿管和/或肾区的现象称为膀胱输尿管反流(VUR)。多见于儿童,是反复泌尿系感染的重要原因,严重者可造成肾损害、肾脏瘢痕、高血压甚至肾衰竭。VUR 显像主要用于诊断膀胱输尿管反流,判断反流程度,评价和随访疗效。

四、案例分析

案例 1

1. **临床资料**　患者男性,41 岁,因"肾结核"入院。尿频、血尿、消瘦、乏力。镜下血尿,肾功能未见明显改变。计算机体层成像尿路造影(CTU)示:右肾实质多发不规则腔隙并造影剂填充,右肾实质多发钙化,右侧肾盂、右侧输尿管管壁弥漫性增厚,管腔增宽,膀胱痉挛,膀胱壁亦增厚,考虑右侧泌尿系结核改变。结核分枝杆菌目标 DNA MTB 阳性。为评估双肾功能情况,行肾动态显像。

2. **影像分析**　肾血流灌注相:第 2 帧腹主动脉显影,第 3 帧左肾开始隐约显影,第 7 帧左肾显影清晰,左肾位置、大小、形态正常,右肾始终未见明显显影;肾功能相:第 3 帧左肾影像清晰、轮廓完整,放射性核素分布不均匀,左肾肾盂肾盏处见放射性核素持续滞留,左肾影像逐渐消退但缓慢。右肾边缘皮质变薄、隐约显影且未见明显变化;第 4 帧见膀胱显影且影像逐渐浓聚;肾图曲线:左肾 a 段上升高度正常,b 段沿一定高度和斜率上升,高度与峰时正常,c 段下降速度略缓慢($C_{1/2}$:19.33 分钟);右肾 a 段上升高度低下,未见明显上升的 b 段,呈"低水平延长型"肾图曲线;定量参数:总肾 GFR:85.02ml/min,左肾 GFR:68.27ml/min,右肾 GFR:16.75ml/min。影像诊断:左肾血流灌注量正常,GFR 代偿增强,左肾肾盂、肾盏扩张,左肾功能代偿增高,尿路不完全梗阻;右肾血流灌注量与 GFR 明显减低,右肾功能重度受损,但右肾边缘皮质尚有功能(图 5-3)。

3. **案例讨论**

(1) 肾脏主要生理作用之一为生成尿液,取决于肾小球滤过功能及肾小管分泌功能。

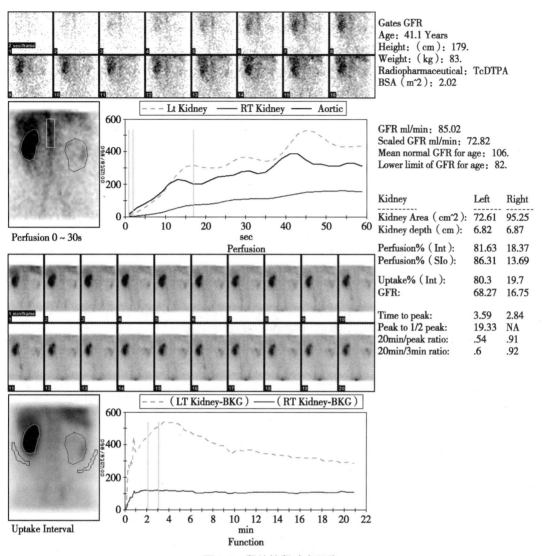

图 5-3 肾结核肾动态显像

在各种病理状态下,虽然肾小球病理改变先于肾小管,但两者功能的损害基本一致。因此,临床上也常用 GFR 判断肾功能。轻度受损者可仅表现为肾功能定量参数指标的异常;随着损伤程度的加重,肾血流灌注及皮质摄取显像剂逐渐减少,肾影缩小,肾实质影消退延缓,甚至不显影。本案例表现为右肾血流灌注明显减少,右肾皮质变薄显像剂摄取明显欠佳,GFR 明显减低,提示右肾功能受损严重。左肾血流和肾皮质功能良好,伴 GFR 代偿增强。

(2)肾动态显像可以灵敏判断分肾实质功能,肾功能受损时,肾动态显像及肾图的改变常早于肾生化功能指标的变化。因此,对分肾功能、残余肾功能的判断明显优于只能评估总肾功能的生化检查。

(3)肾结核最常见的症状主要有:膀胱刺激征是肾结核最重要、最早出现的症状,比普通泌尿系感染症状重,有时每日排尿多达几十次,发生"肾自截"时,症状可能反而减轻;血尿程度不一,可为镜下或肉眼血尿;病变严重时,可有腰痛或对侧肾积水的症状;全身症状可有消瘦、乏力、食欲缺乏等。

案例 2

1. 临床资料   患者女性,57 岁,双肾结石行体外碎石术,术后间断性腰痛 2 个月。肾功能指标血肌酐 110μmol/L↑。超声显示双肾形态、大小正常,双肾集合系统多发强回声,提示尿结晶可能。拟评价肾功能和尿路梗阻情况,行肾动态显像。

2. 影像分析   肾血流灌注相:第 4 帧腹主动脉显影,第 6 帧双肾开始隐约显影,第 8 帧双肾显影清晰,双肾位置、大小、形态基本正常;肾功能相:第 7 帧左右双肾影相对清晰,放射性核素分布均匀,轮廓基本完整。随后双肾皮质影像逐渐变淡,双肾肾盂、输尿管上段扩张显像剂明显滞留;第 8 帧膀胱显影,影像逐渐浓聚;肾图曲线:双肾 a 段上升高度正常,b 段沿一定高度和斜率上升,高度偏低,峰顶圆钝,峰时后延(左肾 Tb 10.55 分钟、右肾 Tb 7.05 分钟),c 段下降明显缓慢($C_{1/2}$>20 分钟),呈"抛物线型"肾图曲线。定量参数:总肾 GFR:68.02ml/min,左肾 GFR:33.21ml/min,右肾 GFR:34.81ml/min。影像诊断:左右双肾血流灌注量正常,GFR 减低,肾小球滤过功能减低,双肾功能中度受损,尿路不完全梗阻。双肾肾盂、输尿管扩张(图 5-4)。

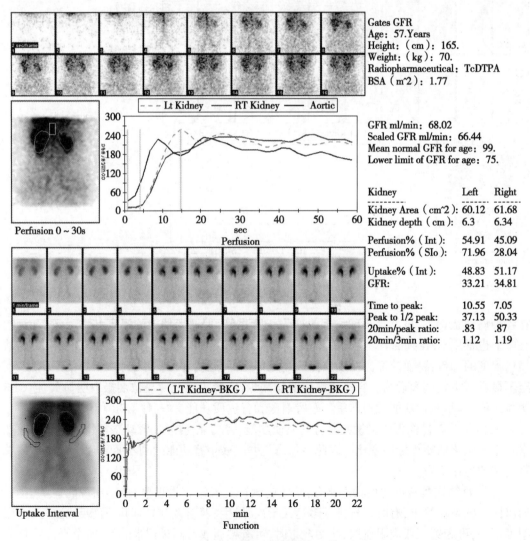

图 5-4   双肾结石肾动态显像

3. 案例讨论

（1）泌尿系梗阻是泌尿外科的多发病，常伴随肾功能受损，尤其是上尿路结石导致尿路梗阻后出现肾积水，患肾功能往往受到不同程度的损害。由于肾盂输尿管连接部的梗阻阻碍了肾盂内的尿液顺利排入输尿管，使肾盂排空发生障碍而导致肾脏的集合系统扩张。起初肾盂平滑肌逐渐增生、蠕动加强，试图通过远端的梗阻排出尿液。当不断增加的蠕动力量无法克服梗阻时，就会导致肾实质萎缩和肾功能受损。

（2）通过肾动态显像可了解分肾功能状态以及上尿路梗阻的程度、部位等方面均为临床治疗提供重要依据。如术前肾动态显像提示患肾处于肾衰竭时，还应行延迟显像及分析肾图表现，以帮助判断患肾是否有保留价值。对于上尿路梗阻者，如患肾完全不显影，在解除梗阻后其肾功能大多难以恢复，宜行肾切除；若患肾尚有显影，梗阻解除后一般可以保存残留的肾功能，且多能逐渐恢复。当患肾 GFR<7.5ml/min、肾图曲线呈"低水平延长线型"、梗阻期较长、肾皮质较薄时，即使梗阻解除了，患肾功能也无显著变化，若对侧功能良好，可选择切除患肾，预防患肾出现反复感染等并发症。

（3）本案例由于双肾结石反复，导致肾盂输尿管梗阻，造成肾脏功能改变，影像特征为双侧肾盂、输尿管显影明显而扩大，并消退缓慢，提示尿路梗阻扩张，为尿路结石所致，扩张影像下端为梗阻部位，因梗阻可导致双肾积水，其肾图曲线呈现"抛物线型"，当梗阻解除后受损的肾功能多可恢复。

案例 3

1. 临床资料 患者男性，17 岁，左肾重度积水来诊。肾脏 CTU：左肾增大，肾盂、肾盏扩张积水，左侧输尿管上段先天性狭窄。生化：尿酸 405μmol/L↑、血肌酐 85μmol/L↑。拟行经皮输尿管内管置入术。术前行肾动态显像，评估双肾功能及梗阻情况。术后 1 个月为评价疗效，再次行肾动态显像。

2. 影像分析

（1）治疗前肾血流灌注相：第 6 帧腹主动脉显影，第 7 帧右肾开始显影，第 10 帧右肾显影清晰，右肾位置、大小、形态基本正常；左肾始终未见明显显影；肾功能相：第 4 帧右肾影像相对清晰，放射性核素分布均匀，轮廓基本完整，影像逐渐稀疏但程度不足，右肾盂扩张显像剂明显滞留；左肾始终显影不清；第 5 帧膀胱显影，随着时间推移影像逐渐浓聚；肾图曲线：右肾 a 段上升高度正常，b 段沿一定高度和斜率上升，高度与峰时正常，c 段下降速度缓慢（$C_{1/2}$：13.25 分钟）；左肾呈"低水平递降型"肾图曲线；定量参数：总肾 GFR：85.35ml/min，右肾 GFR：77.38ml/min，左肾 GFR：7.96ml/min。影像诊断：右肾血流灌注量基本正常，右肾 GFR 代偿增强，右肾肾盂扩张，右肾功能代偿性增高，尿路不完全梗阻；左肾血流灌注量低下，左肾 GFR 低下，左肾功能重度受损（图 5-5A）。

（2）外科输尿管内管置入术后，左肾边缘可见肾皮质隐约显影，左肾 GFR：15.08ml/min，肾小球滤过功能有所提高，左肾呈"低水平延长线型"肾图曲线，左肾功能有一定改善（图 5-5B）。

3. 案例讨论

（1）尿道狭窄是泌尿系统常见病，多见于男性，临床上常见有先天性尿道狭窄、炎症性尿道狭窄、外伤性尿道狭窄。患者一般伴随患侧肾功能损伤，特别是产生肾积水之后，对于单侧上尿路狭窄疾病，尽早准确诊断，解除梗阻，才可尽快恢复患肾功能。上尿路狭窄的治疗方式有上尿路重建手术、输尿管内管置入术等，术前行肾动态显像评估分肾功能有助于指导治疗方案,对比超声及 CT 等形态学检查更具有客观临床意义。

（2）肾动态显像对术后疗效的监测,主要从以下三方面判断:①动态显像如有肾实质放射性摄取增加,皮质显影较术前清晰,认为肾功能有恢复;②肾图曲线明显改善,如从低、中水平延长型转变为抛物线型,或者抛物线型转变为持续上升型或高水平延长型等均认为有效;③如采取介入试验,术前注射呋塞米无反应,术后注射呋塞米后曲线下降明显,则认为有效。本案例术后左肾边缘可见肾皮质隐约显影,左肾 GFR 有所增高,结合肾图曲线的变化,认定左肾功能有一定改善,外科处理有效。

（3）对于肾积水患者手术前后肾功能的判断和比较,需要结合肾血流灌注相、功能动态相、肾图曲线,必要时行介入试验及结果综合判断。对于随访者,需要在检查前调取患者之前的影像记录,使每次检查保证在同一设备上进行,且采集条件及处理方式相同,在报告中必须进行前后比较。

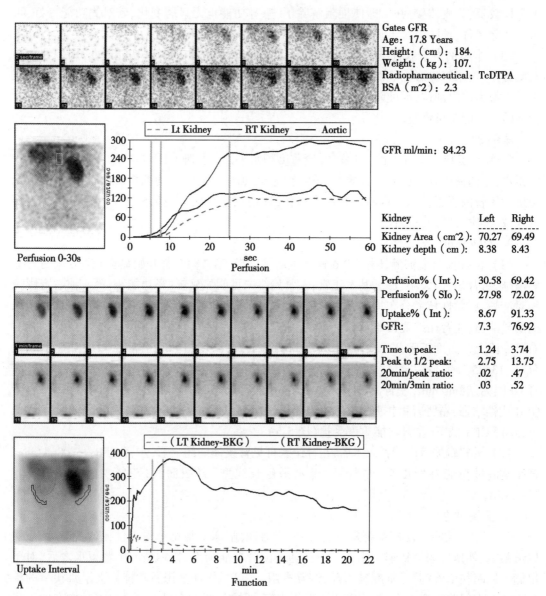

Gates GFR
Age: 17.8 Years
Height: (cm): 184.
Weight: (kg): 107.
Radiopharmaceutical: TcDTPA
BSA (m^2): 2.3

Perfusion 0-30s

GFR ml/min: 84.23

Kidney	Left	Right
Kidney Area (cm^2):	70.27	69.49
Kidney depth (cm):	8.38	8.43
Perfusion% (Int):	30.58	69.42
Perfusion% (SIo):	27.98	72.02
Uptake% (Int):	8.67	91.33
GFR:	7.3	76.92
Time to peak:	1.24	3.74
Peak to 1/2 peak:	2.75	13.75
20min/peak ratio:	.02	.47
20min/3min ratio:	.03	.52

Uptake Interval

A

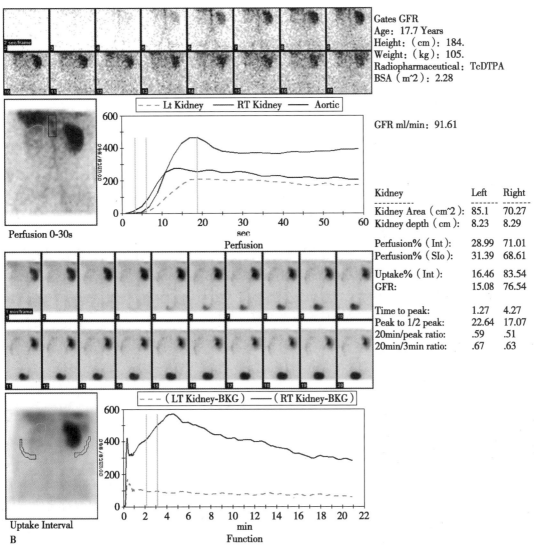

图 5-5 左侧输尿管上段先天性狭窄肾动态显像

A. 术前肾动态显像；B. 术后肾动态显像。

五、小结

泌尿系统核医学功能测定与显像技术是以人体泌尿系统生理学、代谢学等功能性特征为基础，已广泛应用于临床。肾图是以时间-放射性曲线方式连续记录示踪剂通过肾脏的全过程。肾动态显像可对双肾的血流灌注、功能及上尿路通畅情况做出全面、客观的判断，尤其在评估分肾功能方面具有独特优势。利尿剂介入试验肾动态显像用于机械性上尿路梗阻性肾积水与非梗阻性尿路扩张的鉴别诊断；卡托普利试验肾动态显像可诊断肾血管性高血压，指导其治疗决策的选择。肾静态显像对儿童肾盂肾炎的诊断具有重要的价值。膀胱输尿管反流显像灵敏度高，能准确测定膀胱残余尿量，可作为评价膀胱动力学的客观指标。

（邵　帅）

第六章 循 环 系 统

一、目的和要求

掌握心肌灌注断层显像、心肌葡萄糖代谢显像的影像分析和临床应用,以及心肌负荷试验的方法。熟悉心肌灌注断层显像、心肌葡萄糖代谢显像的原理,门控心肌显像常用的心功能指标。了解各显像的显像剂的种类和门控心肌显像原理。

通过实习能结合临床实际工作对正常或异常影像进行综合分析,并能正确判读,体会核医学检查在临床循环系统疾病适应证选择上的重要作用。

二、实习学时

本章实习学时数:2学时。

三、学习与实习内容

(一) 心肌灌注显像

1. 原理

(1) 常规心肌灌注显像:静脉注射能被心肌细胞选择性摄取的显像剂,心肌细胞摄取的量与局部的心肌血流灌注量成正比。当心肌细胞受损或血供障碍时,心肌细胞对显像剂摄取能力减低或丧失。利用核医学显像设备,在静息和负荷状态下分别采集心肌的血流灌注断层影像,从而达到了解各室壁心肌的血供状态和诊断心脏疾病的目的。

(2) 门控心肌灌注显像:显像剂在血液中达到平衡后,在一定时间,其单位体积的放射性保持一致,且在心室内的放射性总量与心室的体积成正比,与心室内血液量同步改变。采用生理信号多门电路控制技术,自动、连续、等时采集心室收缩期与舒张期放射性总量的变化信息,通过计算机成像技术获得心室血池动态影像。因此,在显示心肌灌注影像的同时,还可观察室壁运动情况,并获得心功能参数信息。

2. 显像剂与显像方法

(1) 显像剂:临床常用^{99m}Tc-甲氧基异丁基异腈(^{99m}Tc-MIBI),剂量为555~925MBq。

(2) 显像方法:检查前空腹,停用β受体阻滞剂和钙通道阻滞剂1天以上,注射显像剂30分钟后进食脂餐,1小时后采集影像。

静息心肌灌注显像:静脉注射显像剂后,应用SPECT进行断层采集,患者取仰卧位,双臂上举并固定,探头贴近胸壁,探头从右前斜45°开始到左后斜45°,顺时针旋转180°,每6°一步采集投影1次,共采集30帧,每投影采集计数应大于100 000。采用仪器自带的心脏专门断层处理软件及合适的滤波进行断层重建,可获得心脏心肌短轴、水平长轴和垂直长轴断

48

层图像。

负荷心肌灌注显像:心脏负荷试验有运动试验和药物试验两种,其中运动负荷试验为首选。检查当日空腹,采用分级式次级量踏车运动方案。一般从 25～30W 电量开始,每 3 分钟增加 20～30W 电量,直至达到预计最大心率(190－年龄)的 85% 时,或出现心绞痛、呼吸困难、心律失常、血压下降、心电图 ST 段下移>1mm 等情况时,立即停止运动,给患者注射显像剂,随后根据患者情况继续运动 1 分钟。心肌显像方案可分为一日法(先负荷显像,剂量370～555MBq;后静息显像,剂量 925～1 110MBq)和隔日法(先负荷显像,剂量 555～925MBq;如影像异常,再隔日进行静息显像,剂量同负荷显像)。

门控心肌灌注显像:可在静息或负荷状态下进行。静脉注射显像剂在血液中达到平衡状态后,进行门电路数据采集,分别采集前后位、左前斜位、左侧位和右前斜位等多个体位,以更好地显示心脏解剖结构。准直器选用低能通用型或高分辨准直器,矩阵 64×64 或 128×128,并根据矩阵采集足够的放射性计数,每个心动周期可分成 8～32 帧采集,共采集 300～400 个心动周期。可获得清晰表达心动周期的心血池系列影像,将其快速且连续播放即形成心室舒缩时相电影。经计算机图像数据处理,还可得到心室容积曲线,计算得到心室的心功能参数。

3. 影像分析

(1) 正常影像:除心尖和左心室基底部显像剂分布略稀疏外,左心室各壁显影清晰,显像剂分布均匀。

心肌灌注断层影像分为:①短轴:垂直于心脏长轴从心尖向心底的依次断层,影像呈环状,可显示左室前壁、下壁、后壁、间壁、侧壁;②水平长轴:平行于心脏长轴由膈面向上依次断层,影像呈横向马蹄形,可显示间壁、侧壁和心尖;③垂直长轴:垂直于上述两个层面由室间隔向左侧壁依次断层,影像呈倒立马蹄形,可显示前壁、下壁、后壁和心尖。

靶心图:指应用专用软件将短轴断层影像自心尖部展开所形成的二维同心圆图像,并以不同颜色显示左心室各壁显像剂分布的相对百分计数值,可定量显示心肌缺血的病变以及直观了解受累血管及其分布范围。

(2) 异常影像:图像形态异常包括左心室腔扩大、左心室室壁厚度改变;心室放射性分布异常,是指同一心肌节段在两个不同方向的断面上连续两个或两个以上层面出现异常。

静息/负荷心肌灌注显像对比分析,缺损类型包括:①可逆性缺损:负荷显像心肌分布缺损或稀疏,静息或延迟显像填充或“再分布”,常见于心肌缺血;②固定性缺损:运动和静息(或延迟)显像都存在分布缺损而没有变化,多见于心肌梗死、心肌瘢痕或部分严重心肌缺血;③部分可逆性缺损:负荷显像分布缺损,静息或“再分布”显像部分填充,提示部分心肌缺血为可逆性,同时伴有心肌梗死或瘢痕;④花斑型改变:负荷与静息显像均见多处小范围、严重程度不一致的稀疏或缺损区,与冠脉供血分布不一致,可见于心肌炎、心肌病等;⑤反向再分布:延迟或静息显像时,心肌缺损的放射性减少≥15%。该现象可能与急性心肌梗死再通后的心肌功能损伤、冠脉闭塞后侧支循环形成和冠脉介入术或旁路移植术后心肌处于功能恢复中等因素有关。

(3) 定量参数:常见的心功能参数包括心室收缩功能参数、心室舒张功能参数、心室容量负荷参数。

心室收缩功能参数:①心室射血分数(VEF):静息状态下,LVEF>50%,RVEF>40%,负荷试验后 EF 绝对值应比静息增加 5% 以上,如无明显增加甚至下降,则提示心脏储备功能异常;②前 1/3 射血分数(1/3EF):正常参考值(21.0±5.0)%,反映快速射血期射血效率,能早期反映心功能减退;③高峰射血率(PER):正常参考值 2.85±0.37,指心室射血期的容积最大变化速率;④高峰射血时间(TPE):正常参考值(182±44)ms,指心室开始收缩到高峰射血的时间;⑤室壁轴缩短率(RS):正常人左心室各节段的 RS>20%,如 RS<20% 者为运动低下,边界重叠无运动者 RS 为 0,反向运动者 RS 为负数,RS 是局部室壁运动的定量分析指标。此外,心室收缩功能参数尚有心室每分钟输出的血量简称心排血量(CO)、心室每次收缩输出的血量称为每搏输出量(SV)等。

心室舒张功能参数:①高峰充盈率(PFR):静息参考值 2.63±0.5,是最常用的心室舒张功能指标;②高峰充盈时间(TPF):正常参考值(181±23)ms,是心室开始充盈到高峰充盈的时间;③1/3 充盈率(1/3FR):正常参考值 1.97±0.29,反映心室舒张早期的功能;④平均充盈率(AFR):静息参考值>2.5EDV/s,与左心室松弛的程度和心动周期的长短有关。

心室容量负荷参数:主要有 ESV 和 EDV,正常人负荷后舒张末期容量应增加,收缩末期容量相对减少,可用于评价心力衰竭和严重收缩功能减低患者合理治疗后心室大小变化。

4. 临床应用

(1)心肌缺血的诊断:结合心肌灌注静息与负荷显像可以准确评价心肌缺血的部位、范围、程度和冠状动脉的储备功能,对早期诊断冠心病具有重要价值。通过门控心肌灌注显像测定的心功能参数,评估心室各局部室壁运动情况,可进一步提高对冠心病心肌缺血的诊断价值。

(2)冠心病危险度分级:负荷心肌灌注显像可预测冠心病患者心脏事件的危险性,做出危险度分级。高危心肌灌注影像具有如下特征:①在两支以上冠状动脉供血区出现多发性可逆性缺损或出现较大范围的固定缺损;②门控显像中测定的左室 EF 值<40%;③运动负荷后心肌显像剂肺摄取增加;④负荷试验心肌显像见暂时性或持续性左室扩张;⑤左主干冠状动脉分布区的可逆性灌注缺损。

(3)冠心病治疗疗效的评价:心肌灌注显像是评价冠心病疗效的首选方法。尤其在血运重建治疗过程中具有重要作用,可协助病例的选择,监测冠状动脉搭桥术(CABG)患者有无围手术期心肌梗死,确定治疗后冠状动脉狭窄是否解除、有无残存心肌缺血、是否需要再次手术治疗以及病变冠状动脉有无再狭窄。

(4)心肌梗死的诊断:结合心肌灌注静息与负荷显像,在急性心肌梗死的诊断、急性胸痛的评估、指导溶栓治疗、早期估计预后等方面均可提供重要的信息,为临床医师采取相应处理对策提供帮助。

(5)其他心脏疾病:①心肌病的诊断:缺血性心肌病心肌灌注显像的异常与冠脉血管分布的节段一致;扩张型心肌病显像剂分布异常为普遍性稀疏、缺损,心腔扩大;肥厚型心肌病则以心肌的非对称性肥厚,心室腔变小为特征,灌注显像可见心肌壁增厚,以室间隔和心尖部为多,心腔变小。病毒性心肌炎表现为不规则稀疏,可累及多个室壁,而心室腔一般不扩大。②冠状动脉微循环障碍:指冠状小动脉病变所致的心绞痛,应用心肌灌注显像时可表现为不规则的分布异常,提示心肌有缺血改变。

(二)心肌葡萄糖代谢显像

1. 原理 空腹时游离脂肪酸是心肌的主要能量底物,进餐后正常心肌细胞主要利用葡萄糖提供能量。坏死的心肌细胞所有代谢活动停止,葡萄糖是缺血的心肌细胞唯一能量来源。^{18}F-FDG 通过心肌细胞膜上葡萄糖转运体主动转运进入心肌细胞,在己糖激酶作用下经磷酸化后,不再进入下一步代谢过程,而滞留在心肌细胞内,进而反映心肌细胞糖代谢过程。

2. 显像剂与显像方法

（1）显像剂：常用 ^{18}F-FDG，剂量为 185~370MBq。

（2）显像方法：患者检查前禁食 6 小时以上，显像前 1 小时口服葡萄糖 50~75g。糖尿病患者需使用胰岛素调节血糖至 7.8~8.9mmol/L，静脉注射显像剂 45~50 分钟后显像。

3. 影像分析　与心肌灌注显像基本相同，正常情况下显像剂分布均匀，心肌缺血甚至梗死时出现显像剂分布稀疏与缺损。

4. 临床应用　临床上 ^{18}F-FDG 心肌代谢显像与静息或负荷心肌灌注显像相结合，已被广泛用于存活心肌检测，并被公认为是存活心肌检测的"金标准"：①灌注-代谢不匹配：即心肌灌注显像稀疏、缺损区，而相应部位葡萄糖代谢显像显示 ^{18}F-FDG 摄取正常或相对增加，是局部心肌细胞缺血但仍然存活的有力证据，是 PET 诊断"冬眠"心肌的标准；②灌注-代谢匹配：两种显像均呈一致性稀疏或缺损区，是局部心肌无存活或为瘢痕组织的标志。

四、案例分析

案例 1

1. 临床资料　患者男性，35 岁，劳力后呼吸困难 1 年余，近期加重伴多汗、不能平卧，无明显胸痛，可自行缓解。辅助检查：超声心动图示左心房、右心房增大，左心功能减低，射血分数减低，每搏输出量偏低，收缩末期容积与舒张末期容积明显增大，室壁运动弥漫性减低以间隔为著，心包积液。心电图示左心室肥厚，继发性 T 波改变，QT 间期延长。行门控静息态 ^{99m}Tc-MIBI 心肌灌注显像。

2. 影像分析　门控静息态心肌灌注显像显示：左心室心腔明显扩大。左心室部分前壁及间隔增厚。左室心尖、下壁、后壁可见大面积放射性核素分布缺损，左室前壁基底部、外侧壁基底部放射性核素分布稀疏。心室舒缩时相电影见左心各室壁运动减低；心功能分析：左室舒张末期容积（LVEDV）：269ml，左室收缩末期容积（LVESV）：218ml，左室射血分数（LVEF）：32%，左室高峰充盈率（PFR）：3.03EDV/s。影像诊断为：左室心尖、下壁、后壁心肌严重缺血，与冠状动脉供血分布区域基本一致；左室心腔扩大，间隔及前壁略增厚；左室壁运动功能减低，收缩功能减低但舒张功能正常（图 6-1）。

3. 案例讨论

（1）扩张型心肌病（dilated cardiomyopathy，DCM）是一种发病原因不明的原发性心肌疾病，通常是由病毒持续感染或者自身免疫反应造成的心肌细胞弥漫性损伤，临床表现为心腔扩大、心肌收缩功能明显下降。该病起病缓慢且隐匿，早期患者多无自觉不适，但随着病情的进展，患者会逐渐出现呼吸困难、气短、气促、乏力、心悸、胸闷等症状，如果不及时采取有效的治疗措施，后期极易引起严重的充血性心力衰竭，危及生命。因此早期准确地识别和诊断 DCM，并给予有效的治疗是保证患者生命安全及改善预后的关键。

（2）临床一般对 DCM 做排除性诊断，需结合临床表现和辅助检查综合分析，排除其他特异性原因造成的心腔扩大、心功能不全。心电图检查多有 T 波改变和心动过速等异常表现，但无特异性；超声心动图检查可见 DCM 患者均匀性心脏扩大、心室壁心肌弥漫性损伤及心肌收缩功能严重下降等，但仅根据该结果难以准确诊断；冠状动脉造影可明确导致心肌扩张的病因，但是有创性检查；心肌灌注显像（MPI）作为一种无创性的影像学诊断技术，可提供心肌血流灌注信息及心室腔大小、室壁运动情况，获得心功能分析的相关参数，是 DCM 临床诊断、治疗效果评价的一种可靠方法。

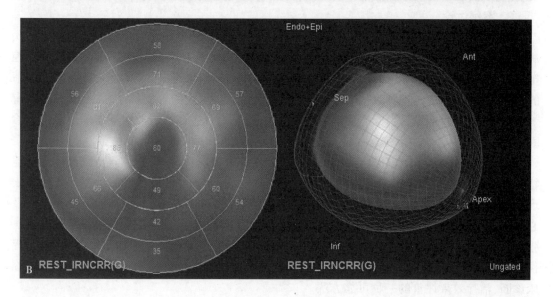

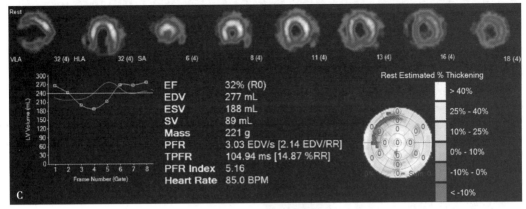

图 6-1　门控心肌灌注显像

A. 扩张型心肌病⁹⁹ᵐTc-MIBI 心肌灌注显像;B. 17 节段靶心图;C. 门控心肌灌注显像心室舒缩时相电影及相关参数。

（3）本案例为典型的扩张型心肌病,MPI 表现为左右心室明显扩张,以心肌壁变薄为主,部分心肌壁可出现肥厚,左室各室壁放射性分布普遍不均匀。心肌多为散在分布的放射性稀疏或缺损,主要由于扩张型心肌病心肌弥漫纤维化的病变所致。也可以表现为典型的节段性血流灌注稀疏或缺损,为冠状动脉微循环损伤所致。由于慢性微循环缺血,心肌也可出现梗死或"冬眠",心肌灌注结合心肌代谢显像可以进行鉴别。

案例 2

1. 临床资料　患者男性,54 岁,阵发性胸闷、胸痛 1 月余。患者胸闷、胸痛症状与劳累或情绪激动有关,位于心前区,每次持续数分钟至十余分钟,休息或舌下含服硝酸甘油可缓解。患者有高血压病史,无糖尿病病史,无吸烟、饮酒及冠心病家族史。体格检查无明显阳性体征。心电图显示窦性心律,左室高电压,部分导联 T 波低平、倒置。初步诊断为:高血压病 Ⅱ 期,冠状动脉粥样硬化性心脏病。为明确心肌状态,行⁹⁹ᵐTc-MIBI 运动负荷/静息心肌灌注显像。

2. 影像分析　左心室形态、大小正常;负荷/静息 MPI 显示:运动负荷状态下,左室心尖部、下壁心尖部、中部及基底部、下侧壁基底部放射性分布稀疏、缺损,在静息状态下均有明显的放射性填充,呈"可逆性缺损"。影像诊断:左室心尖部、下壁心尖部、中部及基底部、下侧壁基底部心肌缺血,与冠脉供血分布区域相一致(图 6-2)。

3. 案例讨论

（1）冠状动脉粥样硬化性心脏病是冠状动脉血管发生动脉粥样硬化病变而造成血管腔狭窄或阻塞,引起心肌缺血、缺氧或坏死而导致的心脏病,是全球第一大慢性病。全面而准确的冠心病评价,既要重视心脏结构和冠状动脉的解剖,又要重视心肌缺血、心肌活力和功能的准确检测和评估。心肌灌注显像是诊断冠心病患者心肌缺血准确且循证医学证据最充分的无创检查方法。其在诊断心肌缺血的同时,根据缺血的范围、程度可以对患者进行危险分层,为再血管化治疗提供更为客观的指征和依据。

（2）本案例为心肌缺血,负荷/静息 MPI 典型的影像特点是"可逆性缺损"。除见于心肌缺血外,亦可见于缺血后功能损伤的心肌,各种原因(如药物、病毒和糖尿病等)所致心肌或微循环功能损伤,以及兴奋传导如左束支传导阻滞(LBBB)和代谢异常所致的心肌功能异常。

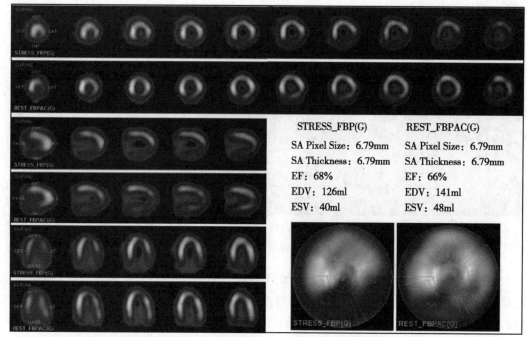

STRESS_FBP(G)
SA Pixel Size: 6.79mm
SA Thickness: 6.79mm
EF: 68%
EDV: 126ml
ESV: 40ml

REST_FBPAC(G)
SA Pixel Size: 6.79mm
SA Thickness: 6.79mm
EF: 66%
EDV: 141ml
ESV: 48ml

图 6-2　^{99m}Tc-MIBI 运动负荷/静息心肌灌注显像

1、3、5 行运动负荷状态;2、4、6 行静息状态。

（3）心肌灌注显像是国际公认的诊断冠心病最可靠的无创性影像学诊断技术,能够对冠心病进行危险分层、指导临床确定治疗方案、在评价疗效及评估预后等方面具有重要价值。

负荷/静息 MPI 能获得患者运动负荷心电图的变化,负荷过程中心率、血压、心律、胸部症状和运动负荷能力等信息,以及停止负荷后上述参数恢复情况,同时通过 MPI 获得心肌血流灌注直观影像、左心室舒缩功能以及同步性等多方面信息,极大提高了冠心病诊断和评估的准确性,其综合诊断效能优于其他检查技术。

案例3

1. 临床资料　患者女性,64 岁,间断胸痛半年余,加重 1 个月。既往有高血压、2 型糖尿病。血压 130/60mmHg;心率 90 次/分,心律齐;各瓣膜区未闻及病理性杂音。超声心动图示左室扩大,心尖、室间隔和下壁有反向运动,左室部分前壁、间壁、侧壁运动减低,心功能减低,LVEF 35%。冠状动脉造影(CAG)示:LAD 近中段弥漫病变,最重处狭窄 85%;LCX 中段弥漫病变,最重处狭窄 80%;远端可见向 RCA 供给的侧支循环。为判定心肌活性,行^{99m}Tc-MIBI 静息心肌灌注与^{18}F-FDG PET 心肌代谢显像。

2. 影像分析　灌注显像显示:前壁中部、间壁心尖部、侧壁基底部可见放射性分布稀疏、缺损区域,在代谢显像上对应部位均可见明显放射性填充,呈灌注/代谢"不匹配"。影像诊断:左室前壁中部、间壁心尖部、侧壁基底部心肌梗死但心肌存活,与冠脉供血分布区域相一致,建议行血运重建术改善心肌血供(图 6-3)。

3. 案例讨论

（1）存活心肌是指在静息状态即存在严重缺血的心肌,心肌细胞的收缩功能受损,但心肌细胞膜完整,仍保留有一定的代谢活动,缺血解除后心肌细胞收缩功能可以立即恢复或缓慢恢复,包括冬眠心肌和顿抑心肌。对于缺血性心脏病所导致的左心衰竭而言,有一定量的

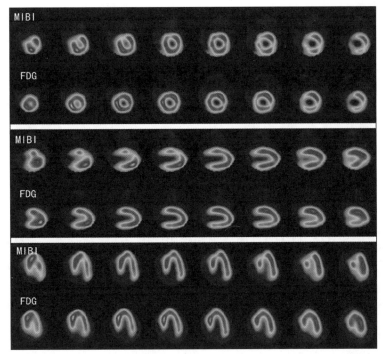

图 6-3 ^{99m}Tc-MIBI 静息心肌灌注与^{18}F-FDG PET 心肌代谢显像

存活心肌是心肌血运重建术后心脏自身泵功能恢复的重要因素之一,存活心肌数量越多,心脏泵功能改善的可能性就越大,进而改善患者症状和生存预后。目前检测存活心肌常用的有效的方法是心肌灌注/代谢显像。

(2) 冬眠心肌和顿抑心肌都存在血流灌注减低或障碍的问题,因此在负荷/静息 MPI 主要表现为固定性缺损。本案例心肌灌注/代谢显像表现为"不匹配",即心肌灌注显像稀疏或缺损区,但^{18}F-FDG 代谢显像显示摄取正常,是局部心肌细胞虽然严重缺血但仍然存活的有力证据。

(3) PET 心肌代谢显像在心肌梗死后存活心肌的判断中具有重要的临床价值和应用前景。代谢活动的存在是心肌细胞存活的最可靠标志,而现在临床常用的诊断技术,如超声、冠脉造影、心电图、心肌血流灌注显像等,都存在低估心肌细胞活力的问题。在危险度分层和预后判断等方面,PET 心肌代谢显像优于心电图和冠脉造影等检查,能够更深入理解其生理基础和临床相关症状。随着医学影像技术的发展,PET/MRI 现已应用于临床,具有更高的软组织分辨率,未来临床应用前景广泛。

五、小结

心脏核医学显像主要包括心肌灌注显像、心肌代谢显像、心血池显像和心功能测定、心肌凋亡显像和心脏神经受体显像,以及心肌淀粉样变显像等。其中,心肌灌注显像最为重要也最常用,它常结合负荷试验显像可以明显提高心肌缺血的检出率。^{18}F-FDG PET 心肌代谢显像是评估心肌活力的重要方法,心肌活力的判断对于治疗方案的选择、疗效的预测和患者长期预后的评价等方面均至关重要。心功能测定可获得大量有关心室收缩功能、舒张功能、室壁活动和时相分析等方面的参数信息,有助于心脏疾病的综合判读。

(刘国洋)

第七章 神经系统

一、目的和要求

掌握脑血流灌注显像、脑代谢显像原理和临床应用。熟悉脑血流灌注显像和脑代谢显像的影像分析及注意事项;了解脑血流灌注显像和脑代谢显像的显像方法及研究进展。

通过实习体会到神经系统核医学显像是在活体状态下,反映脑实质在脑生理功能状态下的影像特征;同时学会不同影像学检查技术在神经系统中的应用。

二、实习学时

本章实习学时数:2 学时。

三、学习与实习内容

(一)脑血流灌注显像

1. 原理

(1)常规显像原理:将具有小分子、电中性、脂溶性的放射性药物作为显像剂,可通过血脑屏障,被脑细胞摄取且滞留于脑内。进入脑细胞的量与局部脑血流灌注量成正比,而局部脑血流灌注量又与局部脑功能和代谢相平行。因此,通过 SPECT/CT 显像,观察脑内各部位放射性分布的多少,判断局部脑血流灌注状况,进而反映脑实质功能状态,同时可获得相应定量参数,为脑部疾病的诊断提供依据。

(2)介入试验原理:通过各种外部因素的介入(如药物介入、器材干预、物理干预、生理刺激和各种治疗等),引起脑组织相应部位的局部脑血流量和功能发生改变,以显示该部位与其他部位或对应部位的差异,从而明显提高病变检出率。临床常用乙酰唑胺负荷试验。

2. 显像剂与显像方法

(1)显像剂:临床常用^{99m}Tc-双半胱乙酯(^{99m}Tc-ECD),剂量为 740~1 110MBq。

(2)显像方法:注射显像剂前 1 小时空腹口服过氯酸钾 400mg,封闭甲状腺、脉络丛和鼻黏膜。检查时嘱患者戴眼罩、耳塞,周围环境应尽量保持安静。取平卧位,头部枕入头托中,调节头托使眼外眦与外耳道的连线垂直于地面,然后加以固定,调节探头避开双肩,使探头尽量靠近头部旋转,嘱患者保持不动。注射显像剂后 15 分钟开始显像,采集数据经处理后行图像重建,获得 SPECT/CT 断层融合图像;如采用介入试验,常用两日法,要求显像条件、采集参数和受检者体位等应与常规显像保持一致,时间间隔一般为 24 小时及以上。静脉缓慢推注乙酰唑胺(成人 1 000mg、儿童 14mg/kg),推注完成后间隔 15~20 分钟注射显像剂。

3. **影像分析**　目前主要采用：目测法、半定量与定量分析法、人工智能 AI 技术应用。在此基础上，所有影像数据库都可以建立疾病的 AI 智能化分析，对特定疾病的特定区域进行快速、准确、定量和自动分析，但基于大脑复杂的功能区域的关联性活动和检查时功能变化，仍需要结合影像表现和临床特征进行综合性分析和判断。

（1）正常影像：一般以横断面为诊断依据，冠状断层和矢状断层仅作为参考。大小脑皮质、基底节、丘脑、脑干等处放射性核素分布浓聚，大小脑白质、脑室放射性核素分布减低，脑组织两侧半球核素分布基本对称（图 7-1）。

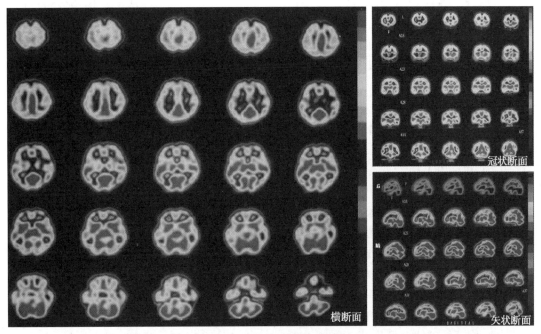

图 7-1　正常脑血流灌注显像

（2）异常影像：指在 ≥2 个断面的同一个部位呈现放射性分布异常。包括：局限性放射性分布稀疏、缺损或增高，大小脑失联络征，白质区扩大，脑结构紊乱，异位放射性浓聚，脑萎缩，核素分布不对称，以及介入试验后病变区血管相应支配区域血流灌注相对减低等。

（二）脑 PET 代谢显像

脑 PET 代谢显像包括糖代谢显像（^{18}F-FDG）、氧代谢显像（^{15}O$_2$）、氨基酸代谢显像（^{11}C-MET）、胆碱代谢显像（^{11}C-Cho）、嘧啶代谢显像（^{18}F-FLT）等，其中糖代谢显像（^{18}F-FDG）临床最为常用。

1. **原理**　葡萄糖为脑组织的唯一能量来源。^{18}F-脱氧葡萄糖（^{18}F-FDG）是葡萄糖的类似物，静脉注入人体后生成 6-PO$_4$-^{18}FDG 不再参与代谢而滞留于脑内，通过 PET 显像，反映大脑生理、病理情况下葡萄糖代谢情况，进一步反映脑代谢功能状态。

2. **显像剂与显像方法**

（1）显像剂：临床常用 ^{18}F-脱氧葡萄糖（^{18}F-FDG），剂量为 185~370MBq。

（2）显像方法：患者需禁食 4 小时以上，控制血糖小于 11.1mmol/L。检查时保持安静，视听封闭即戴眼罩和耳塞避免声光刺激等。静脉注射显像剂后 40~60 分钟采集 PET/CT 影像。选择适当的重建参数(重建方式、滤波函数、矩阵大小、放大因子、截止频率、陡度因子等)进行图像重建。利用计算机和一定的生理数学模式,可得到大脑葡萄糖代谢率(CMRGlu)或局部脑葡萄糖代谢率(LCMRGlu)。

3. 影像分析　与脑血流灌注显像影像分析相似。

(三) 脑受体和递质 PET 代谢显像

脑受体和递质 PET 代谢显像主要包括多巴胺受体显像、多巴胺转运体显像、多巴胺能神经递质显像、乙酰胆碱受体显像等。

1. 原理　神经受体显像是利用放射性核素标记特定的配基,基于受体-配体特异性结合特性,通过核医学显像仪器对活体人脑特定受体结合位点进行精确定位,并获得受体的分布、密度与亲和力影像。利用放射性核素标记的合成神经递质的前体物质可观察特定中枢神经递质的合成、释放、与突触后膜受体结合以及再摄取情况,称为神经递质显像。

2. 显像剂与显像方法

(1) 显像剂:在神经受体显像中,研究和应用最多的是多巴胺受体。SPECT 脑多巴胺受体显像剂主要有:多巴胺受体和多巴胺转运蛋白,即 ^{123}I-IBZM、^{99m}Tc-TRODAT-1 及 ^{123}I-β-CIT 等;常用的 PET 神经递质和受体显像剂主要有:^{18}F-多巴(^{18}F-DOPA)、^{18}F-FP-β-CIT、^{11}C-N-甲基螺旋哌啶酮(^{11}C-NMSP)和 ^{11}C-雷氯必利等。

(2) 显像方法:依据显像剂的性质和生物学行为,可选用 SPECT 或 PET 等进行显像。断层影像采用计算机提供的软件处理,一般常用滤波反投影法及迭代法,并需要进行衰减校正。影像经计算机重建获得放射性配基与脑内富有受体的特异结合分布区域的横断层、冠状断层和矢状断层和三维立体影像。

(四) 临床应用

1. 缺血性脑血管疾病的诊断

(1) 短暂性脑缺血发作(transient ischemic attack,TIA):TIA 起病突然,症状一般在 24 小时内缓解,是颈动脉或椎基底动脉短暂性血供不足引起的。多数患者发病时脑组织形态、结构无明显改变,故常规 CT、MRI 检查多表现为正常。通常 TIA 时受累部位脑血流灌注减低,呈显像剂分布减低区。因此,脑血流灌注显像对早期诊断 TIA、制订治疗方案、评价疗效具有重要价值。

(2) 脑梗死:脑血流灌注显像表现为脑梗死区域呈低灌注区。当局部代谢产物的淤积等因素引起脑血管扩张,会导致梗死区周围出现过度灌注现象。如大脑病变的对侧大脑或小脑出现放射性分布也减低的现象,称为交叉性小脑失联络征(crossed cerebellar diaschisis,CCD)。

2. 癫痫灶的定位诊断、术前评估、疗效判断　癫痫是某一区域脑神经元过度高频放电而引起的脑功能短暂障碍。癫痫灶在发作期,对能量需求增加,rCBF 增加,局灶性葡萄糖代谢明显增高,病灶显像剂分布明显增高;在发作间期,因神经元的缺失和皮质萎缩,rCBF 降低,局灶性葡萄糖低代谢,病灶显像剂分布减低或缺损。因此,脑血流灌注和脑代谢显像分别从脑血流与代谢方面评估癫痫病灶功能定位与疗效评估。

3. 痴呆的诊断、鉴别诊断、病程评价　痴呆早期在 CT、MRI 尚无特征性结构改变前,脑血流、代谢即可发生改变,同时根据图像特点有助于判别痴呆的类型。临床常见阿尔茨海默病(Alzheimer disease,AD)、多发脑梗死性痴呆(multi-infarct dementia,MID)、帕金森病引起的痴呆等。

在脑血流灌注显像中,AD 的典型表现为早期双侧颞顶叶对称性放射性减低,后可累及额叶,基底节、丘脑和小脑常不受累;MID 痴呆可表现为大脑皮质多发性散在非对称性分布的放射减低区,基底节和小脑常受累;PD 痴呆主要表现为基底节部位放射性分布减低。

在 ^{18}F-FDG PET 代谢显像中,早期 AD 表现为双顶叶对称性代谢降低,晚期双侧颞叶代谢降低,额叶常受累,最终全脑代谢减低;进行性肝豆状核变性(Wilson 病)典型的特征性表现是豆状核葡萄糖代谢下降明显,也可伴随全脑葡萄糖代谢下降。

在乙酰胆碱 M 受体显像中,早期 AD 表现为广泛皮质放射性减低。

4. 脑肿瘤诊断、手术及放疗后复发与坏死鉴别诊断 肿瘤的葡萄糖代谢活跃程度与肿瘤的恶性程度相关,良性和低度恶性脑肿瘤的病变部位葡萄糖摄取或局部脑葡萄糖代谢率(LCMRGlu)与正常白质处相似,而大多数高度恶性的脑肿瘤均见明显增高,因此临床上脑葡萄糖代谢显像常用于脑胶质瘤恶性程度评价。由于脑肿瘤复发部位葡萄糖代谢率增高,放化疗效果明显者局部葡萄糖代谢率减低,而瘢痕组织葡萄糖或氨基酸代谢率明显降低。因此,脑葡萄糖代谢显像在脑肿瘤术后残留、复发或瘢痕组织的鉴别诊断,以及评价放化疗的疗效方面具有重要价值。

5. 精神疾病与脑功能性研究 精神活动异常可表现为相应的脑代谢和血流异常,脑血流灌注与代谢显像可在活体研究大脑的血流、氧耗、葡萄糖代谢、蛋白质合成和神经递质受体的特征,为精神疾患的研究提供有效的影像学检查手段。精神分裂症核素脑血流灌注显像多表现为额叶血流灌注量降低,葡萄糖代谢降低,其次为颞叶,左颞叶葡萄糖代谢增加伴有左基底节葡萄糖代谢低下亦是常见的影像;抑郁症可表现为额叶、颞叶、边缘系统血流灌注量与代谢降低;儿童孤独症患者左侧额叶、颞叶血流灌注与代谢降低。

^{18}F-FDG PET 脑代谢显像用于精神类疾病的诊断和疗效评价,同时也常用于人脑功能和智力研究,研究大脑功能区分布、数量、范围以及特定刺激下各种功能活性与血流灌注与代谢间的关系。

6. 帕金森病的诊断与鉴别诊断 帕金森病(Parkinson's disease,PD)是中枢神经系统变性疾病,是黑质-纹状体神经元变性脱失,导致多巴胺含量减少所致。早期脑葡萄糖代谢显像表现为纹状体葡萄糖代谢减低,随病情进展表现为全脑葡萄糖代谢率逐渐减低,呈弥漫性分布;亨廷顿病(Huntington disease,HD)是基底节和大脑皮质变形的一种显性遗传性疾病,早期脑葡萄糖代谢显像表现为尾状核葡萄糖代谢明显减低,随病情发展可波及壳核,但全脑葡萄糖代谢并不下降。

多巴胺递质显像主要反映多巴胺的合成状况。多巴胺转运蛋白显像主要反映多巴胺在突触间隙的代谢。多巴胺 D_2 受体显像则主要反映多巴胺 D_2 受体的数目和结合能力。帕金森病的多巴胺 D_2 受体显像表现为纹状体放射性浓聚,而帕金森综合征则表现为放射性摄取降低;HD 主要表现为基底神经节,特别是尾状核多巴胺 D_2 受体密度和活性明显减低,其程度与病情严重程度呈正相关;精神分裂症患者脑多巴胺 D_2 受体显像显示基底节 D_2 受体活力增加;PD 患者 SPECT 及 PET 多巴胺转运蛋白显像均可见纹状体放射性摄取降低。

四、案例分析

案例1

1. 临床资料 患者男性,60岁,右侧肢体无力、麻木、活动不便,右面部麻木2个月,逐渐加重。既往高血压、冠心病20余年,长期饮酒。CT与MRI检查均考虑左颞叶陈旧性脑梗死软化灶。经颅超声多普勒(TCD)检查显示左侧颈动脉病变,颅内前交通支开放,左颈内-颈外侧支循环形成,左侧大脑前动脉狭窄。为评估脑功能状态,行^{99m}Tc-ECD脑血流灌注显像和^{18}F-FDG PET脑代谢显像。

2. 影像分析 脑血流灌注显像示:左侧额叶、颞叶及顶叶交界部脑皮质血流灌注明显减低及缺损,左侧基底核和丘脑血流灌注减低,余处无明显异常(图7-2);脑葡萄糖代谢显像示:左侧额叶、颞叶及顶叶交界部脑皮质葡萄糖代谢明显减低及缺损,左侧基底核和丘脑葡萄糖代谢减低,余处无明显异常(图7-3)。葡萄糖代谢减低范围大于血流灌注减低区,局部脑实质功能减低。

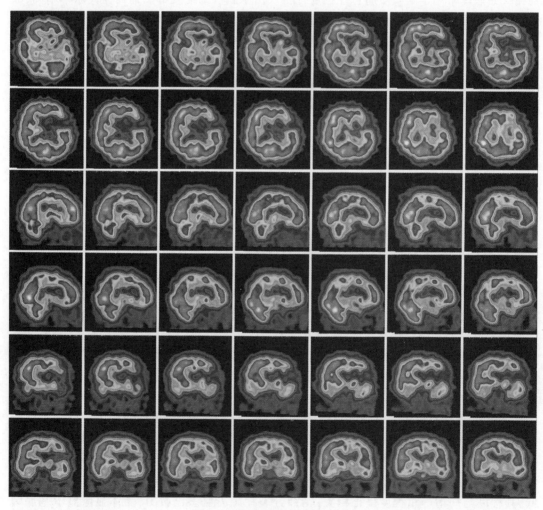

图7-2 脑梗死脑血流灌注显像

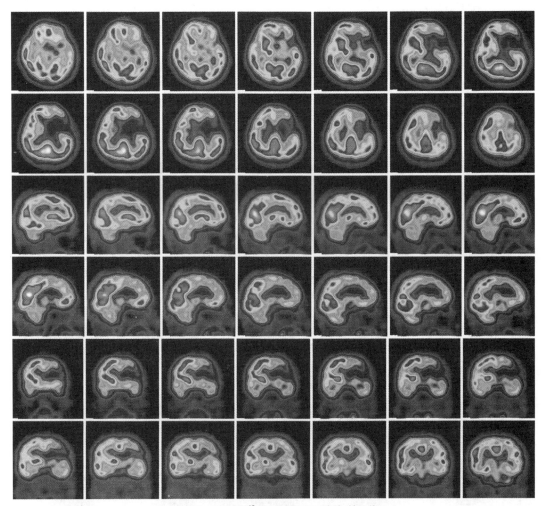

图 7-3　脑梗死 ^{18}F-FDG PET 脑代谢显像

3. 案例讨论

（1）脑梗死是指由于血管狭窄或闭塞引起血液供应缺乏而发生的局部脑组织缺血性坏死或软化，所累及动脉分布区发生脑的低灌注及葡萄糖代谢减低，呈放射性核素分布稀疏甚至缺损表现。脑梗死发病早期（48 小时内），脑血流灌注显像即可检出，灵敏度高于 CT 和 MRI。近年来 SPECT/CT 广泛临床应用，提高了其在疗效观察和预后评估方面的临床价值。当病灶形成明显的结构改变时，CT 和 MRI 的阳性检出率高。CT 弥散成像或 MRI 弥散加权像可诊断发病小于 6 小时或更早期的脑梗死，其敏感度和特异性分别高达 94% 和 100%。新的磁共振技术如磁共振波谱技术（MRS）、功能性磁共振（FMRI）都可反映脑功能性的变化。

（2）脑血流灌注与 ^{18}F-FDG PET 脑代谢显像能观察脑梗死后脑组织的病理生理改变，如缺血半暗带、过度灌注、缺血区中心及周围葡萄糖的代谢，为判断预后提供依据。在脑梗死的亚急性期 ^{18}F-FDG PET 脑代谢显像显示的低代谢区大于 CT 与 MRI 显示的范围，这些超出梗死灶范围的低代谢区即为缺血半暗带。过度灌注指相对于脑组织中的氧消耗减少而血流灌注正常或异常增多的现象，是局部脑氧代谢和脑血流灌注不相匹配的表现，过度灌注区脑组织一般预后良好。

（3）本案例 DSA 发现左侧颈内动脉起始部闭塞,且在左颈内动脉原血管闭合处仍有一条小缝隙,没有完全闭合,遂行病变处血管手术,除栓治疗。术后 1 周症状明显减轻。

（4）脑梗死应与脑出血和颅内占位相鉴别。脑出血起病急,常见颅内高压及不同程度意识障碍,脑血流灌注与代谢显像对脑出血引起的功能性变化具有一定诊断价值。颅内占位病变需结合 CT 或 MRI 鉴别。

案例 2

1. **临床资料** 患者女性,67 岁,记忆力进行性减退两年余,逐渐加重,性格改变半年。日常生活中常出现找不到东西、迷路、健忘等情况。半年来与熟人交往出现陌生感,对待家人冷漠。临床诊断阿尔茨海默病。为明确诊断评价脑功能,行[18]F-FDG PET 脑代谢显像。

2. **影像分析** ^{18}F-FDG PET 脑代谢显像显示:双侧颞叶、顶叶代谢减低,以及额叶皮质放射性分布减低,余脑放射性分布基本均匀,脑干、小脑放射性分布未见明显稀疏与缺损区。影像诊断:双侧颞叶、顶叶代谢减低,以及额叶皮质代谢减低,老年脑改变(图 7-4)。

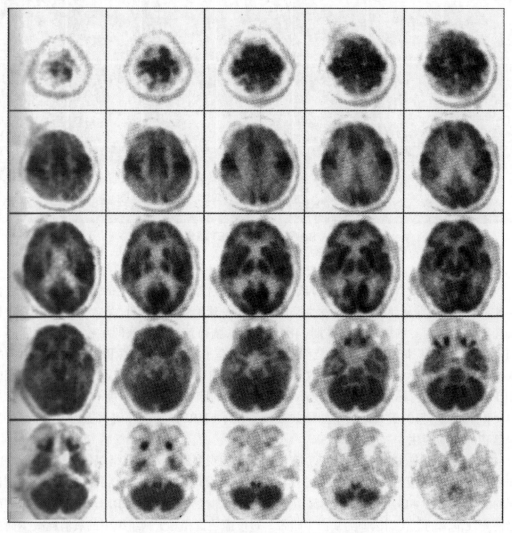

图 7-4 阿尔茨海默病[18]F-FDG PET 脑代谢显像

3. 案例讨论

（1）阿尔茨海默病（AD）是一种弥漫性大脑萎缩性退行性疾病，病情发展缓慢，以渐进性的记忆减退、言语困难和认知障碍为主要表现。病理上改变为神经炎性斑的形成与神经原纤维缠结等。神经病理学研究表明内侧颞叶（medial temporal lobe，MTL）是最早受到 AD 侵害的部位，由海马及其周边区域（海马旁回、内嗅皮质、嗅缘皮质）构成，是记忆功能的中枢。该病起病缓慢或隐匿，多见于 70 岁以上老人，女性较男性多。主要表现为认知功能下降、精神症状和行为障碍、日常生活能力的逐渐下降等。[18]F-FDG PET 脑代谢显像表现为双侧顶颞叶、后扣带回和楔前回葡萄糖代谢减低，是 AD 的特征性表现，随病情进展，脑代谢减低程度逐渐加重，一般均出现顶叶、颞叶代谢减低，随着病情加重减低区域逐渐扩大。后扣带回代谢减低常提示早期 AD，随着病情进展减低范围扩大，并逐渐累及楔前叶，且病程早期和中期以右侧脑皮质病变为著，晚期病变双侧对称，明显的额叶代谢减低出现在中、重度患者，主要位于额上回和额中回附近区域。

（2）脑血流灌注或代谢显像对 AD 病程有较好的评估价值，主要用于 AD 的早期诊断，但需结合临床、CT、MRI 及精神量表的评定，使诊断的准确性进一步提高。鉴别诊断包括：多发性脑梗死痴呆是由多发脑梗死引起，MRI 易发现多发性脑梗死灶的存在，脑血流灌注与代谢显像可以表现为脑内散在、多处、不规则分布的灌注缺损区，可存在灰质和白质区内，常常累及基底核与小脑；混合性痴呆需从临床、各种影像学检查综合分析考虑。

（3）本案例通过综合研判不难诊断出阿尔茨海默病。CT 主要表现为脑结构异常，皮质萎缩，脑沟增宽，脑室扩大，但对 AD 诊断的灵敏度和特异性较低，主要用于评估脑萎缩程度，排除其他原因引起的痴呆。MRI 主要用于早期诊断 AD，预测其进展和疗效评估，主要表现为皮髓质分界消失，海马回及海马旁回、双顶叶、脑岛叶等萎缩，颞叶角回体积增加，鼻内侧皮层体积减小等。目前 PET/CT、PET/MRI 进行解剖学定位研究，可以早期发现海马区代谢减低。

五、小结

脑血流灌注显像、脑代谢显像以及脑受体和递质显像是评价脑功能状态的重要核医学分子功能代谢显像技术，可从分子水平显示活体的病理生理和生物化学变化，实现精确的定位、定性和定量分析，充分显示了核医学神经系统检查的优势。目前，PET/MRI 检查技术对于神经系统的相关研究显得尤为重要，它已经应用在阿尔茨海默病、脑肿瘤、癫痫、抑郁症等疾病的诊断和治疗中。PET/MRI 检查在分子和细胞成像方面，如基因治疗、细胞移植方面也有很大的潜在应用价值。

（李芳巍　刘家利）

第八章 呼吸系统

一、目的和要求

掌握肺灌注显像、肺通气显像和下肢深静脉显像的影像分析在肺栓塞诊断中的应用。熟悉肺灌注显像、肺通气显像和下肢深静脉显像的原理及操作方法。了解下肢深静脉显像的临床价值。

通过实习学会呼吸系统核医学显像的基本操作技能、读片要领，注意相关影像学检查方法之间的区别与联系，培养并建立呼吸系统常见病与多发病的核医学临床诊断思维能力。

二、实习学时

本章实习学时数:2 学时。

三、学习与实习内容

(一)肺灌注显像

1. **原理** 肺表面分布有丰富的毛细血管床,毛细血管的直径为 $10\mu m$。静脉注射直径为 $10\sim60\mu m$ 的放射性颗粒(数量约 10 万~20 万)后,将随血流进入肺循环,并嵌顿在肺毛细血管床内,局部嵌顿的颗粒数(即放射性颗粒在肺内的分布)与肺局部的血流灌注量成正比。用 SPECT/CT 采集肺影像,即代表着肺动脉的血流分布情况,协助诊断与肺动脉灌注有关的疾病。

2. **显像剂与显像方法**

(1)显像剂:临床常用 ^{99m}Tc-聚合人血清白蛋白颗粒(^{99m}Tc-MAA),剂量 74~185MBq,体积 3~5ml。

(2)显像方法:患者取仰卧位,双臂抱头,将双肺同时置于探头视野内。选用低能高分辨率或低能通用型准直器,能峰为 140keV,窗宽为 20%。平面显像:采集前后位、后前位、侧位、斜位。每个体位采集计数为 500k,采集矩阵为 256×256,倍率 1.5~2.0;断层显像:旋转 360°,每 6°采集一帧,采集 20~30 秒/帧,共采集 60 帧,采集矩阵 128×128,倍率 1.6。原始数据经断层图像处理,得到肺横断面、冠状断面及矢状断面断层图像,层厚 3~6mm。

(3)注意事项:①检查前详细询问病史,特别是有过敏史、有右向左分流、有严重肺动脉高压及肺血管床极度受损者慎用。②检查前吸氧 10 分钟左右,并准备氧气和急救药品。③^{99m}Tc-MAA 注射前摇匀,常规仰卧位缓慢注射,肺动脉高压者选用坐位注药为宜,避免抽回血;注药过程中应密切观察患者情况,遇不良反应时应立即停止注入。④采集过程中嘱患者平稳呼吸,以减少呼吸运动对肺显像的干扰。

3. 影像分析

（1）平面影像：双肺影像清晰、轮廓规整，放射性分布均匀，肺尖、周边和肋膈角处略显稀疏（图 8-1）。分肺血流定量分析示左肺为 45%，右肺为 55%。

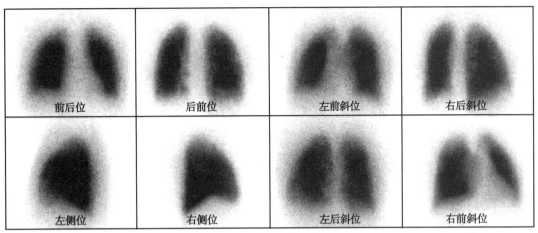

图 8-1　正常肺灌注平面显像

各采集位影像特点为：①前后位：右肺影像大于左肺，双肺中间空白区为纵隔及心脏影，左肺下野大部分呈与左心形状一致的显像剂分布减低区，肺底稍欠整齐。②后前位：双肺影像显示完整，中间空白区由脊柱及脊柱旁组织构成。双肺放射性分布均匀，肺上部及周边略稀疏。③侧位：包括左侧位、右侧位。双肺影边缘和形状与胸廓和膈肌一致。左肺前下缘凹陷，中部显像剂分布略显稀疏。侧位像有助于前基底段、右肺中叶和舌段间的区分。应注意来自对侧肺放射性的干扰。④斜位：包括左前斜位、左后斜位、右前斜位、右后斜位。对下叶背段、舌段和右肺中叶的观察，有助于病灶的定位。

（2）断层影像：避免了肺段间结构重叠与放射性干扰。

（二）肺通气显像

1. **原理**　显像剂被气溶胶雾化器雾化成直径大小不一的气溶胶微粒，吸入后，分别沉降在咽喉、气管、支气管、细支气管和肺泡壁上。气溶胶在肺内沉积的部位与颗粒直径直接相关。当气溶胶微粒大于 $10\mu m$ 时，主要沉积于细支气管以上部位且粒径愈大愈靠近大气道；$5\sim10\mu m$ 时，主要沉积于细支气管；$1\sim3\mu m$ 时，主要沉积于肺泡内。用 SPECT/CT 采集肺影像，通过探测气溶胶在呼吸道内沉降情况，判断气道通畅情况和病变状态，定量测定肺内放射性清除的快慢，也可反映肺泡上皮的通透能力及受损情况。

2. **显像剂与显像方法**

（1）显像剂：临床常用 ^{99m}Tc-二乙三胺五乙酸（^{99m}Tc-DTPA），剂量 $740\sim1\,480MBq$。

（2）显像方法：检查前患者无须特殊准备，取仰卧位，反复吸入放射性气溶胶，吸入时间不少于 $5\sim7$ 分钟。雾化结束后漱口。选用低能平行孔准直器。能峰 140keV，窗宽 20%。行多体位静态显像常规采集，采集计数 $200\sim300k$。行肺气-血屏障通透性检查时，患者取仰卧位，探头正对背部，连续动态采集 40 分钟，矩阵 128×128。采集完毕后分别计算左、右肺及上、中、下肺野的 ^{99m}Tc-DTPA 半廓清时间（T），单位为分钟。

3. **影像分析**　正常影像表现为两肺野放射性雾化胶颗粒均匀分布和沉积，两肺边缘区分布、沉积略显稀疏状态，喉头、主气管及左右支气管显影明显增浓，有时胃、肾可见显影

（图 8-2）。当呼吸道某部位发生狭窄或完全阻塞时,雾化颗粒在狭窄部产生涡流,近段呈现"热区",远段放射性减低或缺损。

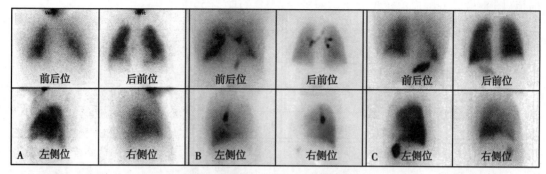

图 8-2　^{99m}Tc-DTPA 不同沉降位置的正常肺通气显像

A. 喉头;B. 支气管;C. 胃区。

喉头、支气管、胃区均可见显影剂明显增浓。

（三）肺通气/灌注显像(V/Q 显像)

1. 原理　肺通气显像(V)反映肺局部通气功能及损害的部位与程度,肺灌注显像(Q)反映肺栓塞患者局部血流分布、灌注缺损部位、大小以及血流动力学(又称血液动力学)信息。因此,V/Q 显像是通过对肺通气功能和肺血流灌注功能改变的评价,对肺脏疾病做出诊断。

2. 显像方法　^{99m}Tc-DTPA 通气/^{99m}Tc-MAA 灌注显像:若同日法显像,应按先通气、后灌注顺序进行,且灌注图像的计数率应是之前通气采集计数率的 5 倍以上为宜;若行隔日法显像,应按先灌注、后通气顺序进行,如果灌注显像结果正常,则不需再行通气显像。

3. 临床应用

（1）肺栓塞(PE)的诊断与疗效评价

平面影像诊断标准:①高度可能性:两个以上肺段的通气/灌注"不匹配";一个以上肺段及其他亚段的通气/灌注"不匹配";四个以上亚段的肺通气/灌注"不匹配"。②低度可能性:多发肺段或亚段的通气/灌注"匹配"改变。③正常:肺灌注显像正常。

断层影像诊断标准:①确定诊断:一个肺段或两个亚肺段及以上通气/灌注不匹配。②不确定诊断:多发性通气/灌注异常而非特定疾病的典型表现。③排除肺栓塞:包括肺灌注显像正常,通气/灌注匹配或反向不匹配,通气/灌注不匹配但不呈肺叶、肺段或亚肺段分布。

随着 SPECT/CT 断层融合影像技术的临床应用,进一步提高了诊断肺栓塞的特异性和准确性。肺栓塞经溶栓或抗凝治疗后大多数在 10 天左右明显好转,数月内进一步好转至正常。少数患者转归为陈旧性肺栓塞,以至发展成为肺梗死。应采用多次肺显像,动态观察有助于掌握病情变化以及治疗方案的调整。

（2）肺功能评价与预测:肺癌患者术前行肺灌注显像可评估肿瘤浸润的范围、肺血管受累的程度、手术的危险性或可行性等,预测术后残余肺功能对于手术疗效及预测预后等具有重要意义;肺癌患者化疗前行肺灌注显像可了解患侧肺的血流灌注受损情况,如受损严重则提示化疗疗效不佳;多数肺癌患者放疗后肿瘤体积缩小,肺灌注显像上表现为血流改善,提示疗效较好。对放疗前肺灌注损伤范围较大者,放疗中应根据肺灌注信息优化放疗计划,以减少放射性肺损伤的发生。

（3）慢性阻塞性肺疾病（COPD）的评价：在肺灌注显像上的典型表现是呈弥漫性散在的显像剂分布减低或缺损，与肺通气影像基本"匹配"。对肺血管床损伤的部位、范围、程度及疗效的判断均有一定价值。

（4）肺动脉高压的评估：肺动脉高压时，肺的血流灌注呈不同程度损伤，血流发生重新分布，多发的斑片状或缺损影。严重的肺动脉高压时，呈肺尖部血流灌注增多，肺底部血流灌注减低影像。

（四）下肢深静脉显像

1. 原理 自足背静脉注入显像剂，当其随静脉血液经下肢深静脉向心脏回流时，采集回流全程影像，即可观察下肢深静脉血管的走行、侧支循环形成、血液回流速度、静脉瓣功能等。

2. 显像剂与显像方法

（1）显像剂：常用^{99m}Tc-MAA，剂量及注意事项同肺灌注显像。

（2）显像方法：注射前将^{99m}Tc-MAA混悬液充分摇匀，2支注射器等量抽取^{99m}Tc-MAA 74~185MBq/5ml（2~5mCi/5ml）。于双踝关节上方约3cm处紧扎止血带，以阻断浅静脉，自双足背静脉缓慢注入显像剂，采集速度为30~50cm/min，采集范围包括双踝关节和全肺。必要时行延迟显像，应在去除止血带且双下肢屈伸运动2~3分钟后进行。

3. 影像分析 正常影像表现为下肢深静脉由远端至近端迅速显影，每侧单根连贯、清晰，无浅静脉和侧支循环影，延迟显像时，远端静脉内无放射性滞留。当有下肢深静脉血栓（deep vein thrombosis，DVT）形成时，可见患侧下肢深静脉局部纤细、中断、浅静脉和侧支循环影像，延迟显像见远端静脉内有放射性滞留。

4. 临床应用 双下肢深静脉显像是一种用于DVT筛查的无创性方法，也是肺栓塞诊断中不可缺少的一项检查技术。

四、案例分析

案例1

1. 临床资料 患者女性，65岁，反复胸痛、气促1个月。查体：脉搏110次/分，呼吸频率27次/分，血压130/80mmHg。双肺呼吸音减弱，双下肺闻及少许湿啰音。实验室检查D-二聚体3 085μg/L↑。血管彩超四肢血管（下肢动脉、下肢深静脉）显示左侧下肢动脉斑块形成，右侧部分小腿深静脉血流流速慢。肺动脉CTA显示右上、下肺动脉部分小分支栓塞。为明确患者是否为肺栓塞，行隔日法肺通气/灌注平面显像、SPECT/CT断层融合显像。

2. 影像分析 肺灌注显像显示：双肺显影尚清晰，双肺放射性分布不均匀，可见多发性稀疏、缺损改变。肺通气显像显示：双肺显影尚清晰，双肺放射性分布尚均匀。上述肺通气显像与肺灌注显像呈"不匹配"改变（图8-3）；肺灌注SPECT/CT融合显像显示：左肺上叶尖后段及右肺上叶显像剂分布异常缺损处，肺纹理密度稍减低；左肺上叶下舌段、右肺下叶后基底段显像剂分布异常缺损处，肺纹理未见明显异常。余两肺纹理增多，各支气管腔通畅，纵隔居中，两肺门结构正常，纵隔及肺门未见肿大淋巴结，主动脉部分管壁钙化。胸膜无增厚，胸腔内无积液。影像诊断为左肺上叶尖后段、下舌段及右肺上叶、下叶后基底段血流灌注减低，肺栓塞高度可能（图8-4）。

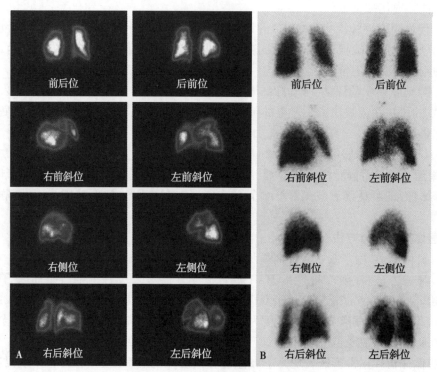

图 8-3 肺栓塞肺通气/灌注平面显像

A. 肺灌注显像;B. 肺通气显像。

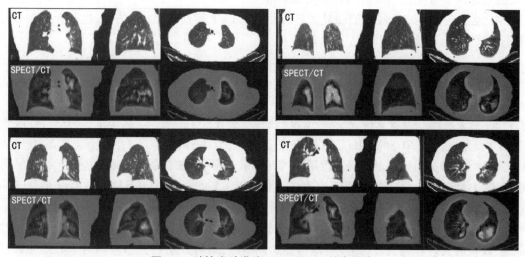

图 8-4 肺栓塞肺灌注 SPECT/CT 融合显像

3. 案例讨论

(1) 肺栓塞(PE)是由体循环的各种栓子脱落阻塞肺动脉及其分支引起肺循环障碍的临床病理生理综合征。最常见的肺栓子为血栓,由血栓引起的肺栓塞也称肺血栓栓塞,绝大多数都有诱因,常见于下肢或盆腔深静脉血栓形成、长期卧床或不活动、慢性心肺疾病、手术、创伤、恶性肿瘤、妊娠及口服避孕药等。其中约 70%~80% 的肺血栓来源于下肢静脉。凡能及时做出诊断及治疗的肺栓塞患者,病死率低于 5%~8%,否则达 30%。因此,早期诊断肺栓塞是临床极为关注的问题。

（2）肺栓塞诊断要点包括：临床表现为反复胸痛、气促 1 个月，脉搏、呼吸加快，双肺可闻及湿啰音，D-二聚体明显升高。下肢血管彩超提示双侧下肢深静脉血栓形成。肺通气/灌注显像不匹配。同时需要与 COPD 相鉴别，通常 COPD 起病缓慢、病程较长，主要症状为慢性咳嗽、咳痰、气短或呼吸困难等，查体见桶状胸。COPD 肺灌注显像见双肺多发非肺段性放射性稀疏缺损改变，与肺通气显像呈匹配性。

（3）V/Q 显像是 PE 诊断、疗效评价和随访的重要影像学方法。目前诊断 PE 的一线影像学检查包括 V/Q 显像、CT 肺动脉造影（CTPA），在诊断 PE 上二者优势互补，需要根据实际情况针对性选择。在急性非大面积肺栓塞时，肺 V/Q 显像要明显优于 CTPA；在急性大面积和次大面积肺栓塞时，CTPA 比肺 V/Q 显像更具有优势。由于在急性大面积和次大面积肺栓塞者中，中央型 PE 占大多数，而在急性非大面积肺栓塞者中，又以周围型 PE 为主。因此，CTPA 对中央型 PE 诊断的灵敏度、特异性和符合率均明显高于对周围型 PE 的诊断；而肺 V/Q 显像对周围型 PE 诊断的灵敏度、特异性和符合率均明显高于对中央型 PE 的诊断。SPECT/CT 断层融合显像可发现更多的肺段及肺亚段的较小病灶，病灶检出率明显提高。

案例 2

1. 临床资料　患者男性，21 岁，车祸致右股骨、胫骨骨折，急诊入院。骨科处理后，于受伤 24 小时后突然出现意识障碍。血压 110/70mmHg，脉搏 100 次/分，呼吸频率 20 次/分。患者烦躁、定向力消失，但神经系统检查未见异常。头部 CT 无异常。动脉血气分析 pH 7.49，PCO_2 31.1mmHg（正常值 34~45mmHg），PO_2 50.5mmHg（正常值>60mmHg）。X 线胸片基本正常。为明确诊断，于治疗前行肺灌注显像与肺通气显像，治疗后行肺灌注显像评价疗效（图 8-5）。

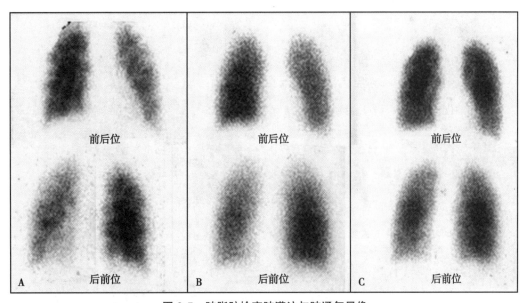

前后位　　前后位　　前后位

后前位　　后前位　　后前位

A　　B　　C

图 8-5　肺脂肪栓塞肺灌注与肺通气显像

A. 治疗前肺灌注显像；B. 治疗前肺通气显像；C. 治疗后肺灌注显像。

2. 影像分析　肺灌注显像（治疗前）显示双肺多发弥漫性小楔形放射性缺损区，肺通气显像（治疗前）示双肺放射性分布基本均匀，即肺通气/灌注显像"不匹配"改变（图 8-5A、

B），考虑肺栓塞可能，结合有骨折病史，临床考虑肺脂肪栓塞。肺灌注显像（治疗后）示双肺放射性分布基本均匀，表明溶栓治疗效果显著，双肺基本恢复正常血流灌注（图 8-5C）。

3. 案例讨论　肺脂肪栓塞是骨盆骨与长骨骨折的并发症，表现为急性呼吸障碍。骨髓脂肪是最主要的栓塞物。氧饱和度下降、发热、心动过速，通常在受伤后 24～48 小时内进行性发展。动脉脂肪栓塞（通过卵圆孔未闭或肺内静动脉血分流）可导致中枢神经系统异常。X 线胸片异常仅出现在 1/3～1/2 的患者。典型病例中肺灌注有多个楔形缺损区，而通气显像正常，即通气/灌注"不匹配"。肺灌注与通气显像对此病诊断价值较大。

案例 3

1. 临床资料　患者男性，68 岁，反复咳嗽、咳痰、活动后气促 8 年余，加重 1 个月。口唇无发绀，桶状胸，两肺闻及哮鸣音及少许湿啰音，呼吸音减弱，呼气延长，叩诊过清音。心率 108 次/分，心律齐；呼吸频率 25 次/分；血压 130/80mmHg。双下肢无水肿。血气分析：pH 7.1、PCO_2 64mmHg、PO_2 90mmHg，急诊感染指标：C 反应蛋白 26.02mg/L、中性粒细胞数 6.63×10^9/L、淋巴细胞数 0.89×10^9/L、单核细胞数 0.82×10^9/L，中性粒细胞百分率 78.0%，淋巴细胞百分率 10.5%。胸部 CT 提示两肺气肿、肺大疱，右肺上叶及中叶微小结节。心电图：窦性心动过速、频发房性早搏、T 波变化（Ⅱ、Ⅲ、aVF 低平）。肺功能检查 FEV_1/FVC = 36.97%，提示重度混合性肺通气功能障碍，支气管舒张试验阴性。临床上以慢性阻塞性肺疾病急性加重并Ⅱ型呼吸衰竭、右肺多发微小结节、肺大疱入院。为明确病情程度，行肺灌注平面显像及 SPECT/CT 断层融合显像。

2. 影像分析　肺灌注平面显像显示：静脉注射显像剂后，常规 8 个体位采集，见双肺显影清晰，位置正常，形态规则，但显像剂分布不均匀，两肺各叶肺段均见不同程度非节段性显像剂分布异常减低（图 8-6）；SPECT/CT 断层融合显像示：两肺纹理增多、模糊，两肺透光度

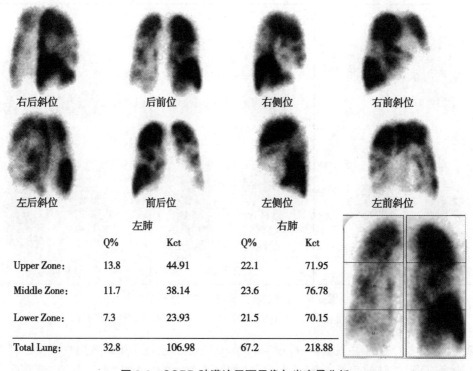

		左肺		右肺	
		Q%	Kct	Q%	Kct
Upper Zone:		13.8	44.91	22.1	71.95
Middle Zone:		11.7	38.14	23.6	76.78
Lower Zone:		7.3	23.93	21.5	70.15
Total Lung:		32.8	106.98	67.2	218.88

图 8-6　COPD 肺灌注平面显像与半定量分析

不均匀增高伴多发囊状透亮影,伴显像剂分布异常减低,以右肺中叶、左叶下叶为著。右肺上叶及右肺中叶均见小结节影,但显像剂分布未见明显异常。符合慢性阻塞性肺疾病(COPD)伴多发肺大疱影像表现(图8-7)。

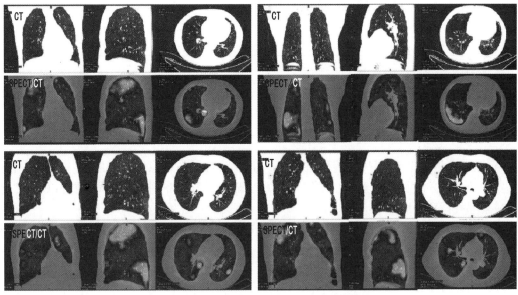

图8-7　COPD 肺灌注 SPECT/CT 断层融合显像

3. 案例讨论

(1) 本案例 COPD 诊断要点包括:临床表现为反复活动后气促 8 年,查体为桶状胸,叩诊过清音,听诊右肺呼吸音明显减弱,呼气延长;$FEV_1/FVC<70\%$;胸部 CT 显示两肺多发肺大疱、肺气肿;肺灌注显像显示两肺各叶肺段均见不同程度非节段性灌注异常减低。考虑双肺疾病特点为血流与通气破坏并存,结合病史可做出诊断。同时需要与 PE 相鉴别。

(2) 当肺大疱增大或其他部位出现新的肺大疱后,肺功能发生障碍可引起一系列症状,如肺大疱增大破裂产生自发性气胸时,患者表现为胸闷、气短,严重者甚至行动能力受限,失去劳动力。肺减容术是 COPD(肺气肿)改善肺功能的有效治疗手段,通过手术切除过度膨胀的组织可以减少换气无效腔,改善通气/血流比值。术前测定患侧肺灌注残余量占全肺灌注量的百分数(Q%),Q%值越小说明患侧肺血管受累程度越大,本案例右肺 Q 值 67.2%、左肺 Q 值 32.8%。COPD 肺灌注显像能准确显示病变的部位、范围和病情程度,可对肺减容手术前患者肺功能的判断及手术预后的估测提供可靠的依据。

五、小结

肺通气/灌注显像(V/Q 显像)是诊断肺栓塞的重要手段之一,该方法简便、无创、安全,尤其对亚肺段支以及远小分支的栓塞有独特的诊断价值,有利于肺栓塞疗效的观察和预后评估。肺血栓栓塞症是肺栓塞最常见类型,而血栓大部分来源于下肢或盆腔深静脉,因此,双下肢深静脉显像对肺栓塞的诊断、预防有重要的意义。虽然临床上超声心动图、CT 肺血管造影、磁共振肺血管造影、导管肺血管造影也在肺栓塞诊断中发挥重要作用,但核医学功能学显像以其独特的优势起到了不可替代的作用。

(王迎秋)

第九章 消 化 系 统

一、目的和要求

掌握肝脏与肝胆动态显像、消化道出血显像、唾液腺动态显像的临床应用。熟悉消化系统显像的原理、方法及图像分析。了解消化系统显像的显像剂种类及患者准备以及 ^{14}C 或 ^{13}C 尿素呼气试验的原理与应用。

通过实习在掌握消化系统核医学显像的同时，充分体会到消化系统对某些临床疾病诊断的独特显像方式，有利于临床疾病的影像学诊断与鉴别诊断。

二、实习学时

本章实习学时数：2 学时。

三、学习与实习内容

（一）肝脏与肝胆动态显像

1. **肝胶体显像**　肝脏是机体网状内皮系统重要的脏器之一，由星形细胞和多角形细胞组成。静脉注射放射性胶体（如 ^{99m}Tc-硫胶体、^{99m}Tc-植酸钠），将随血流入肝，90% 被星形细胞吞噬固定。由于肝脏网状内皮细胞与肝多角细胞平行存在，故肝内放射性分布代表肝实质的功能状态。因此，肝胶体显像可以判断肝内占位性病变的部位、大小、数量，以及形态特征。随着医学影像技术不断发展，该显像临床应用范畴逐渐减小。

2. **肝血流灌注及血池显像**

（1）原理：肝脏具有丰富的血供，25% 来自肝动脉，75% 来自门静脉。应用放射性核素标记血液中某种成分作为显像剂，经弹丸式注射后随血流入肝。用 SPECT 采集肝血流相和血池相，反映病变的血流灌注和血池分布情况，进而鉴别诊断肝内占位性病变的性质。

（2）显像剂与显像方法

显像剂：常用 ^{99m}Tc-红细胞（^{99m}Tc-RBC），剂量 740~925MBq。

显像方法：患者无特殊准备，取仰卧位，弹丸式注射显像剂后即刻动态采集，2 秒/帧，共 60 秒，为肝血流灌注相（12 秒内为动脉相，12 秒后为静脉相）；之后 15~30 分钟连续采集静态或动态影像，必要时延迟至 1~2 小时，为肝血池相。对可疑病灶行 SPECT/CT 断层融合显像。

（3）影像分析：正常影像表现为弹丸式注射显像剂后，肝血流灌注相可见心脏及肺显影，之后 2~4 秒依次出现腹主动脉、双肾及脾脏显影。双肾显影后 12~18 秒，肝区显影并渐浓。肝血池相可见心脏、肝、脾等富血器官的影像，但肝脏浓聚程度略低于心脏和脾脏。

（4）临床应用：①肝血管瘤诊断：肝血管瘤为肝内常见的良性肿瘤，主要由血窦构成，内

72

含大量血液。肝血池相特异性影像为局部显像剂"过度充填",即局部放射性明显高于周围正常肝组织,这种现象是肝血管瘤的典型改变。但对小于1.5cm的病变其诊断效率较低,易出现假阴性,应用SPECT/CT断层融合显像,可明显提高对病变的精确定位和定性能力。②其他:肝血流灌注及血池显像也是肝脏实质性肿瘤(原发性肝癌、转移性肝癌、肝腺瘤等)、肝囊肿、肝脓肿、肝硬化结节、肝硬化及门静脉高压等诊断的重要手段之一。其中肝癌在血流相血供增强或正常,在血池相有充填,但无过度充填。

3. 肝胆动态显像

(1)原理:利用能被肝脏的多角细胞选择性摄取的显像剂,经静脉注射后,均匀分布于肝脏,短暂停留后排入微胆管,并随胆汁经胆道系统排入肠道,且不被肠黏膜吸收。利用SPECT可获得显像剂通过肝胆系统的一系列影像。可动态观察显像剂在肝脏、胆系、肠腔内分布情况,了解肝胆系功能和通畅情况。

(2)显像剂与显像方法

检查前准备:检查前患者至少应禁食4小时,并停用影响奥迪括约肌功能的药物。

显像剂:临床常用^{99m}Tc-二乙基乙酰苯胺亚氨二乙酸(^{99m}Tc-EHIDA)。

显像方法:患者取仰卧位,采集前后位,静脉注射显像剂后即刻采集血流灌注相,并于5分钟、10分钟、15分钟、20分钟、30分钟、40分钟、45分钟、60分钟分别采集肝实质相、胆管排泄相、肠道排泄相,或以1分/帧(或5分/帧)速度连续采集至60分钟。如1小时后肠道不显影,可行延迟显像(2~3小时、4~6小时或24小时)。

(3)影像分析:依动态显像顺序可分为①血流灌注相:注射显像剂后1分钟内可见心、肺、肾、大血管及肝脏依次显影;②肝实质相:注射显像剂后1~3分钟肝脏清晰显影并渐浓,15~20分钟达到高峰,之后肝脏影像渐淡;③胆管排泄相:由肝细胞分泌入胆道,注射后5分钟内胆管即可显影,逐渐显示左右肝管、总肝管、胆囊管及胆囊影像,一般在45分钟内完成;④肠道排泄相:由胆管排入肠道,一般不迟于1小时。

(4)临床应用:主要应用在①胆囊炎的诊断:急性胆囊炎特异病理生理表现为炎症、水肿或结石等造成的胆囊管梗阻。在急腹症时,肝脏、肝胆管及肠道排泄影均正常,而胆囊持续不显影,可证实为急性胆囊炎,是诊断急性胆囊炎特异性方法;慢性胆囊炎影像与急性胆囊炎区别在于胆囊显影正常,但显像延迟至1~4小时后,甚至更长,如出现肠道先于胆囊显影,也是慢性胆囊炎的特异性征象。吗啡试验可用于急性胆囊炎的诊断与鉴别,其机制在于注射吗啡后,可引起奥迪括约肌收缩,使胆总管内压力为原来的10倍,如果胆囊管通畅,借助奥迪括约肌的推力,胆汁可大量流入胆囊,使其显影。②先天性胆道闭锁:静脉注入显像剂后,连续观察24小时,仅肝脏显影,而胆系结构始终不显影,肠道内也始终无放射性出现。③其他:肝胆动态显像也是胆总管梗阻引起的黄疸、肝细胞癌、先天性胆总管囊肿及新生儿肝炎综合征诊断、胆道术后评价等的重要手段。

(二)消化道出血显像

1. 胃肠道出血显像

(1)原理:静脉注射^{99m}Tc标记的放射性显像剂或胶体后,随血液循环在出血部位不断渗出进入肠腔内,导致局部显像剂异常浓聚,通过SPECT显像可以在体外判断出血的部位和范围。

(2)显像剂与显像方法

显像剂:临床上常用^{99m}Tc-红细胞(^{99m}Tc-RBC),剂量740~925MBq,静脉注射后即刻显像,常用于胃肠道的间歇性出血诊断;或^{99m}Tc-硫胶体或植酸钠,剂量185~370MBq,静脉注射后即刻显像,常用于胃肠道的急性活动性出血诊断。

显像方法:患者取仰卧位,注射显像剂后即刻前后位动态或连续静态采集30~60分钟,可延续至2~4小时,采集范围包括腹盆部。必要时可加做侧位或断层显像,行SPECT/CT断层融合显像可以对可疑病灶定位和鉴别。

(3) 影像分析:正常情况下,^{99m}Tc-RBC显像可见心、肝、脾、肾及腹部大血管显影,腹部其他部位可见少量显像剂本底,胃肠道不显影;^{99m}Tc-硫胶体显像早期可见腹部大血管显影,晚期仅见肝、脾显影。当腹盆部其他任何部位出现异常显像剂分布增高或浓聚影,且随时间延长浓聚程度增加,与肠道走行一致,即为出血病灶。依据出血量和出血性质,分为活动性与间歇性出血。

(4) 临床应用:可用于胃肠道出血诊断与定位,显像特点包括①除脏器正常显影外的异常显像剂分布影;②随时间延长因出血量增加而范围扩大或增浓;③沿肠道蠕动方向显像剂分布延伸,且与肠道走行一致。

2. 异位胃黏膜显像

(1) 原理:异位胃黏膜具有正常胃黏膜特性,可快速摄取高锝酸盐(^{99m}TcO$_4^-$),静脉注射显像剂后,异位胃黏膜聚集高锝酸盐形成异常的放射性浓聚灶,通过SPECT显像可做出定位诊断,并具有病因诊断的意义。

(2) 显像剂与显像方法

显像剂:新鲜^{99m}TcO$_4^-$淋洗液,剂量370~555MBq,儿童酌减。

显像方法:患者检查前需禁食4小时以上。禁止使用过氯酸钾、水合氯醛、阿托品等药物。检查前2~3天应避免胃肠钡剂检查。患者取仰卧位,静脉注射显像剂后即刻前后位静态或连续动态采集30~60分钟,采集范围包括腹盆部,可疑巴雷特食管(Barrett食管)需采集到胸部。必要时可加做侧位或断层显像,对可疑病灶行SPECT/CT断层融合显像精确定位。

(3) 影像分析:正常情况下,胃和膀胱显影,肾脏轻度显影,肠道可一过性显影。在胃与膀胱影之间,腹部无其他异常浓聚灶;除上述正常显像位置以外出现位置相对固定不变的显像剂异常浓聚灶或条索状浓聚影,尤其是在食管下段或小肠区出现显像剂异常聚集,均属于异常影像。

(4) 临床应用:①梅克尔憩室(Meckel憩室):影像表现为腹腔内局部异常显像剂浓聚,位置相对固定,与胃同步显影后逐渐增浓,右下腹多见。②巴雷特食管:是指食管下段鳞状上皮细胞被胃黏膜柱状上皮细胞取代,易发生溃疡及狭窄,进而发展为食管腺癌。影像表现为胃显影的同时,于食管下段(胃影上方)出现异常显像剂分布且逐渐增浓。③肠重复畸形:是一种消化道先天性畸形,多发生在小肠,是导致消化道出血、肠套叠的原因之一。畸形肠道内可有异位胃黏膜,能够摄取高锝酸盐而使局部异常浓聚,多呈条索肠袢状和团块状,浓聚范围较梅克尔憩室大。

(三) 唾液腺动态显像

1. 原理　唾液腺小叶内导管上皮细胞具有从血液中摄取和分泌锝离子的功能,静脉注射高锝酸盐随血流到达唾液腺,被小叶细胞从周围毛细血管中摄取并积聚于腺体内,并在一定的刺激下分泌出来,随后逐渐分泌到口腔。利用SPECT采集影像,可了解唾液腺位置、大小、形态和功能情况,包括摄取功能、分泌功能和导管通畅情况。

2. 显像剂与显像方法

（1）显像剂：高锝酸盐（$^{99m}TcO_4^-$），剂量为 185～555MBq。

（2）显像方法：弹丸式注射 $^{99m}TcO_4^-$ 后，以 2 秒/帧速度共采集 30 帧，矩阵 64×64 或 128×128，随后以 30 秒/帧速度连续采集 40～60 分钟。采用前位显像，必要时加做侧位。20 分钟时嘱患者舌下含服维生素 C 300～500mg，继续采集 5 分钟，观察唾液腺分泌排泄情况。分别画出各唾液腺的 ROI，得出左右腮腺、下颌下腺的"时间-放射性曲线"，同时计算机可自动处理出排泌分数（excretion fraction，EF）。

3. 影像分析　注射显像剂后，唾液腺影像逐渐显示并清晰，在 20～30 分钟左右影像达到高峰。腮腺显影最为清晰，两侧对称，其他腺体显影相对较淡。酸性刺激后腮腺影像迅速变淡，口腔显像剂逐渐增多。

4. 临床应用

（1）唾液腺炎症的诊断：①急性唾液腺炎：常见于病毒、细菌感染引起的急性唾液腺炎，酒精中毒及放射治疗后的炎症反应。影像表现为唾液腺炎性区摄取功能亢进，两侧或一侧唾液腺显影呈弥漫性浓聚。②慢性唾液腺炎：为唾液腺摄取功能减退，表现为两侧或一侧唾液腺显影呈弥漫性稀疏、缺损或不显影。

（2）干燥综合征：是一种风湿免疫性疾病，可致唾液腺功能受损。临床患者约 80% 有口干表现，腺体可轻度增大，无肿块。典型影像表现为唾液腺放射性摄取减少，甚至不显影，口腔内放射性浓聚量更少，酸性物质刺激也不能明显增加口腔内放射性分布。由于病情严重程度不同，可表现为摄取正常，少数患者以一侧改变为主。

（3）唾液腺占位性病变：根据唾液腺占位性病变摄取放射性药物的功能不同，可将其分为"热结节""温结节"及"冷结节"，其表现与甲状腺结节相同。"热结节"主要见于淋巴瘤性乳头状囊腺瘤；"温结节"主要见于腮腺混合瘤或单纯腺瘤；"冷结节"主要见于良性混合瘤、唾液腺囊肿，边缘不清晰者考虑恶性肿瘤。

（4）其他：诊断和观察唾液腺导管是否阻塞，异位唾液腺或者观察移植唾液腺的疗效等方面具有一定价值。

（四）胃排空试验

1. 原理　食入不被胃黏膜吸收的放射性显像剂标记的食物，该食物到达胃后，经胃蠕动传送至十二指肠，同时使用 SPECT 连续采集并记录此过程，测得胃内的放射性计数率变化情况，计算出胃内放射性计数下降的曲线及时间，以此反映胃的运动功能。胃排空试验是人体生理状态下了解胃动力学的最佳方法，是测定胃运动功能的"金标准"。

2. 显像剂与检查方法　可分为固体、液体或液体-固体混合食物胃排空测定。

（1）显像剂：^{99m}Tc-硫胶体（^{99m}Tc-SC）和 ^{99m}Tc-二乙三胺五乙酸（^{99m}Tc-DTPA）。

（2）试餐制备：①固体试餐：取显像剂 18.5～37MBq 加入 120g 鸡蛋液中混匀，在油中煎烤至固体状，夹入两片面包中备用；②液体试餐：取显像剂 18.5～37MBq 加入 5% 葡萄糖溶液（糖尿病患者使用生理盐水）300ml 中混匀备用。

（3）检查方法：①患者隔夜禁食（或至少禁食 8 小时）。检查前 1～2 周停服影响胃动力药物；取坐位，口服试餐，5 分钟内吃完，液体食物应尽快喝完；②取坐位或卧位，使用 SPECT 对胃部进行显像，由于胃体和胃窦部位置靠前，胃底偏后，在每个时间点均应进行前位和后位显像，取两个体位的平均显像剂计数进行计算。从进食开始计时，每隔 15 分钟采集 1 帧图像，直至 2 小时，若 2 小时内胃内计数未下降一半，继续延长采集时间。液体食物采集应每隔 5 分钟采集 1 帧,连续采集 60~90 分钟。

3. 正常图像表现 正常情况下,胃内容物排入十二指肠的时间是 2~6 小时,且受多种因素影响,各实验室必须建立适合本实验室的正常参考值。液体食物胃排空半排时间平均为 40 分钟(12~65 分钟);固体食物胃排空半排时间平均为 90 分钟(45~110 分钟)。正常胃排空显像及定量参数如图 9-1 所示。

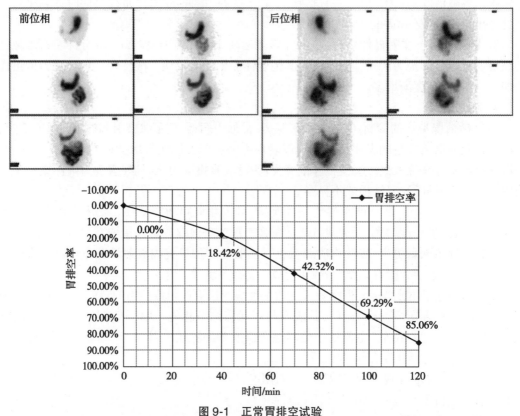

图 9-1 正常胃排空试验

立位固体胃排空半排时间 78 分钟,120 分钟胃排空率为 85.06%。

(五) ^{14}C 或 ^{13}C 尿素呼气试验

幽门螺杆菌(HP)是导致人类胃部慢性感染最常见的原因,并与多种胃肠道疾病如慢性胃炎、消化性溃疡、功能性消化不良、胃癌、胃黏膜相关淋巴组织淋巴瘤、胃息肉及腺瘤的发生相关。HP 是一种革兰氏阴性菌,可分泌活性很高的尿素酶,把尿素分解成 NH_3 和 CO_2。在人体正常组织中没有尿素酶,不能分解和利用尿素。因此给予受试者一定量的 ^{14}C 或 ^{13}C 标记的尿素,若胃内感染 HP,尿素酶就会分解 ^{14}C 或 ^{13}C 尿素,生成的 $^{14}CO_2$ 或 $^{13}CO_2$ 进入血液循环至肺部,受试者呼气样品中发现 ^{14}C 或 ^{13}C 放射性计数增高,从而判断有无幽门螺杆菌感染。^{14}C 及 ^{13}C 尿素呼气试验可用于慢性胃炎、消化性溃疡、功能性消化不良疗效评价和复发诊断。

四、案例分析

案例 1

1. 临床资料 患者女性,35 岁,眼干、口干 1 年余。C 反应蛋白↑;抗可溶性抗原

（ENA）多肽抗体，即 SS-A 抗体和 SS-B 抗体均阳性。既往 9 年前诊断为风湿病，近一年病情加重。为明确诊断，行唾液腺显像。

2. **影像分析**　唾液腺显像显示静脉注射显像剂后 20 分钟内，唾液腺显影浅淡，双侧腮腺及下颌下腺随着时间延长可见轻微显影。口服维生素 C 刺激后，双侧腮腺及下颌下腺影像未见明显变化；时间-放射性曲线显示双侧腮腺、下颌下腺摄取段及分泌段明显减低；定量参数：右侧腮腺 EF：6.8%，左侧腮腺 EF：9.4%；右侧下颌下腺 EF：11.4%，左侧下颌下腺 EF：10.7%。影像诊断双侧腮腺下颌下腺摄取及分泌功能均明显减低，符合干燥综合征（图 9-2）。

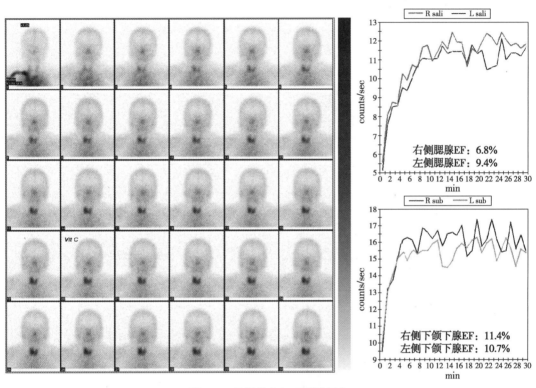

图 9-2　干燥综合征唾液腺显像

3. **案例讨论**

（1）干燥综合征是一种以口眼干燥为特征，主要累及泪腺和大小唾液腺的全身免疫性疾病，90% 多见于女性，分原发性和继发性，有时因症状轻或有其他疾病（肾脏、结缔组织疾病）等而未能加以重视。

（2）在干燥综合征患者中，由于腺体摄取和分泌功能受损程度的不同，其时间-放射性曲线可表现为各种异常曲线类型，如低水平型、抛物线型、水平型和持续上升型等。症状严重者，双侧腺体功能同时受累，唾液腺显像表现为双侧腮腺均不显影，呈低水平型曲线，属重度弥漫性病变。腺体的摄取和排泄功能受损，其病理机制与腺体组织内淋巴细胞和浆细胞浸润、腺体萎缩变性和坏死、纤维组织增生和导管扩张等有关。半定量分析指标排泌分数（EF），即维生素 C 刺激前后唾液腺放射性计数率差/维生素 C 刺激前唾液腺计数率×100%，反映唾液腺的分泌功能。本案例双侧腮腺和颌下腺显像模糊，时间-放射性曲线高度明显减低，分泌段也减低甚至不明显，EF 明显减低，为典型的干燥综合征的影像表现。

（3）由于腮腺 X 线造影可影响唾液腺摄取高锝酸盐的能力，故应在造影之前或在造影后数日再行唾液腺显像检查。

案例 2

1. **临床资料**　患者女性,60 岁,患糖尿病 15 年,近期出现腹部不适感、腹胀、食欲欠佳。相关 X 线钡餐检查与内镜检查均未见明显异常。临床怀疑糖尿病性胃轻瘫,行胃排空试验检查。

2. **影像分析**　胃排空显像可见胃显影后,胃内放射性显像剂随时间延长未见明显减淡,直至 2 小时仍可见显像剂滞留。胃排空试验,立位固体胃排空半排时间>120 分钟,120分钟胃排空率为 17.99%,胃排空延缓(图 9-3)。

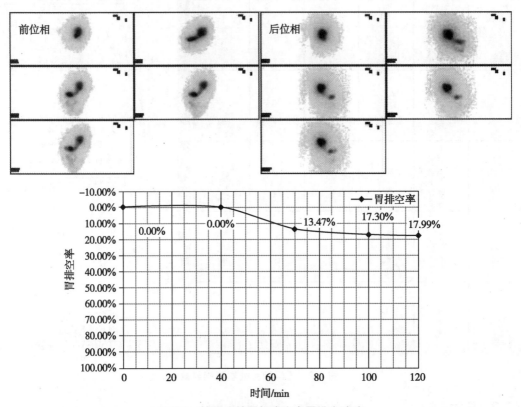

图 9-3　糖尿病性胃轻瘫患者胃排空试验

3. **案例讨论**

(1) 本案例诊断要点是糖尿病病史多年;消化系统不良症状;胃半排空时间延长、胃排空率和迟滞时间都明显延长,胃内显像剂各时相均未见明显减淡。经控制血糖,服用胃动力药物及少食多餐,症状明显好转。

(2) 本病也应与器质性胃潴留相鉴别,如消化性胃溃疡所致幽门梗阻、胃窦部肿瘤压迫所致的幽门梗阻等病症,一般都可查到原发病史,并且以胃蠕动增加为主。而糖尿病性胃轻瘫以胃张力下降,胃蠕动减少为主。

案例 3

1. **临床资料**　患儿,男,57 天,因皮肤巩膜黄染进行性加重 30 天入院。体检:神清,皮肤巩膜黄染,心肺(-),腹平软,肝肋下 3.5cm,脾肋下 2.0cm,质中边锐。大便呈白陶土样。肝功能检查:丙氨酸氨基转移酶(ALT)105U/L、天冬氨酸氨基转移酶(AST)189U/L、总胆红素(TBIL)168μmol/L、直接胆红素(DBIL)83.2μmol/L。超声显示胆囊及肝内胆管显影欠清。为明确诊断,行肝胆动态显像。

2. 影像分析 注射显像剂^{99m}Tc-EHIDA后连续显影,可见肝影清晰,持续显影,胆道系统和肠道均不显影。4小时及24小时延迟显像,可见双肾及膀胱显影,肠道仍未见显影。符合先天性胆道闭锁的影像表现(图9-4)。

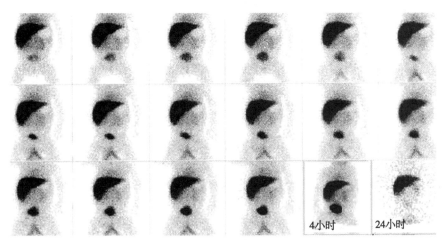

4小时　24小时

图9-4　先天性胆道闭锁肝胆动态显像

3. 案例讨论

(1) 先天性胆道闭锁是发生在新生儿的疾病。尽管B超、CT、内镜逆行胰胆管造影(endoscopic retrograde cholangiopancreatography,ERCP)和经皮经肝胆管造影(percutaneous transhepatic cholangiography,PTC),对胆管梗阻有较高的诊断价值,但因新生儿胆管极细,前两种检查很不理想,后两种检查是创伤性的,且成功率也较低,因而皆不适用于新生儿。肝胆动态显像则表现出明显的优势,必要时可用苯巴比妥介入试验进一步明确诊断,从而把握手术时机。本案例患者经外科手术证实为先天性胆道闭锁。

(2) 先天性胆道闭锁的诊断要点是:肝胆动态显像表现为肝影清晰、持续显影,而胆道系统和肠道均不显影,进行苯巴比妥介入试验后肠道仍无放射性出现。如肠道内出现显像剂,则可排除胆道闭锁的可能。先天性胆道闭锁和新生儿肝炎是新生儿黄疸最常见的原因。新生儿肝炎肝胆显像多表现为肝脏显影淡,肠道放射性延迟或不出现放射性,一般苯巴比妥介入试验胆汁促排有效。

案例4

1. 临床资料 患者男性,62岁,因大量便血入院。入院后经消化道钡剂造影及内镜检查未找到出血点,经止血治疗后出院。2个月后因再次大量便血,血红蛋白降至45g/L而再次入院。为找到出血点,行胃肠道出血显像检查。

2. 影像分析 注射显像剂^{99m}Tc-RBC后,即刻以2秒/帧速度采集60秒,后以5分/帧的速度采集12帧影像,于注射显像剂后10分钟出现左中腹部异常放射性浓聚,随时间延长放射性增加,并沿肠道蠕动方向延伸且逐渐清晰。影像诊断:左中腹部放射性浓聚,考虑为肠道出血所致(图9-5)。

3. 案例讨论

(1) 胃肠道内出血的速率>0.1ml/min时,出血部位可见放射性异常浓聚,诊断准确性

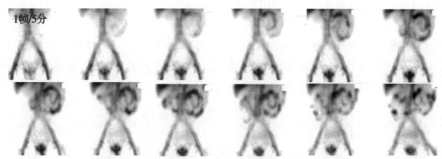

1帧/5分

图9-5   空肠平滑肌肉瘤胃肠道出血显像

达85%。本案例患者通过胃肠道出现显像诊断肠道出血,术后病理诊断为空肠平滑肌肉瘤。

（2）胃肠道出血依据显像特点,可分为:①大量出血:因出血速度快,注射显像后1~5分钟即可见到出血部位放射性浓聚团块形成并迅速扩大,出血随肠蠕动很快注满远端肠腔,出现明显的肠管影;②中等量出血:一般出血部位可见明确的放射性浓聚点,随时间延长不断变大,随肠蠕动不断拉长变形,进而远端肠内放射性随之增高;③小量出血:因出血量小,仅可见一小浓聚点时隐时现,一般看不到远端肠管放射性增高,出血量极小或间歇性出血时则需延迟至6~24小时以提高检出率。

（3）内镜检查(包括胃镜、结肠镜和直肠镜)是消化道出血诊断的首选方法,基本上可以满足上消化道、结肠和直肠出血定位并确定病因,但不适合小肠出血和下消化道间歇性出血的诊断。血管造影对大多数消化道出血患者能够提供准确的定位诊断,但其具有创伤性,且价格昂贵,同时也不适合大量、间歇性出血以及静脉出血的诊断。胃肠道出血显像不但价廉、方便、无创,而且可以弥补以上检查方法的不足之处。

五、小结

肝胶体显像在肝脏占位性病变诊断的价值虽逐渐下降,但联合应用肝血池显像在肝血管瘤的鉴别诊断方面仍具有重要价值。肝胆动态显像从生理功能上评价肝胆系统功能和通畅情况。胃肠道出血显像诊断肠道急、慢性出血的定位具有独特的价值,尤其是对其他影像技术和内镜检查不易探测到的下消化道出血,更有助于确定出血的位置和范围。异位胃黏膜显像可做出病灶定位诊断,并具有病因诊断的临床价值,其诊断准确率、灵敏度远高于其他检查方法。唾液腺显像在判断唾液腺的功能方面是临床首选的方法,特别是在全身免疫性疾病如干燥综合征的辅助诊断方面的价值更是被广泛认可。

（王迎秋）

第十章 体外分析技术

一、目的和要求

重点掌握放射性标记免疫分析的原理、基本方法和质量控制;熟悉非放射性标记免疫分析的类型与原理;了解体外分析技术的临床应用。

通过实习操作体外免疫分析技术的验证性实验,熟悉基本操作流程,学会分析检测数据,有利于对相应临床疾病做出正确的判断与提示。

二、实习学时

本章实习学时数:2 学时。

三、学习与实习内容

体外分析技术是指在体外试管内对生物体内的血液或体液中微量生物活性物质进行超微量分析和检测的一类技术的总称,分为放射性标记免疫分析和非放射性标记免疫分析技术,是核医学专业的重要组成部分。

下面简要介绍放射性标记免疫分析技术。根据反应类型不同,分为放射免疫分析(radioimmunoassay,RIA)和免疫放射分析(immunoradiometric assay,IRMA)两类。

(一)基本原理

1. **放射免疫分析** 属于竞争性的放射性标记免疫分析技术的代表,基本原理是将放射性核素标记抗原作为示踪剂,与非标记抗原(标准品抗原或待测抗原)同时与限量的特异性抗体进行竞争性免疫结合反应,反应平衡后,分离放射性标记免疫复合物并测量其放射性,绘制标准曲线后查找待测抗原含量。

2. **免疫放射分析** 属于非竞争性的放射性标记免疫分析技术的代表,基本原理是利用过量的标记抗体作为示踪剂,与待测抗原或标准品抗原发生非竞争性免疫结合反应,形成免疫复合物,反应平衡后,去除游离的标记抗体,测量复合物的放射性,绘制标准曲线后查找待测抗原含量。

(二)基本方法

放射性标记免疫分析主要试剂包括:标准品抗原、放射性核素标记抗原或抗体,以及质控品、分离试剂等。主要分析环节包括:加样、反应条件选择、结合与游离部分的分离、放射性测量以及标准曲线拟合与观测值(又称测定值)的查询等。

1. **标准品抗原** 是已知梯度浓度的标准抗原,质量要求包括:①应与待测样本为同一物质;②高度纯化;③配制浓度精确。

2. 标记抗原　标记抗原与 RIA 的灵敏度和精确度有重要关系,应具有比活度及放化纯度高、免疫活性好、稳定性强等特点。

3. 抗体　抗体的质量要求是抗体滴度高、特异性强、亲和力大。在 RIA 中抗体起到特异性结合剂作用;在 IRMA 中抗体还同时作为放射性测量的示踪剂。

4. 质控品　是一组与待测样本性质相同且含量已知的试剂,用于质量控制。

5. 分离方法　在反应结束后,将结合部分与游离部分的放射性有效分离,理想的分离方法要求为结合与游离部分的有效分离、分离技术稳定并受环境影响小、非特异性结合低、易于操作且重复性好。RIA 中常见液相分离法,如双抗体法、聚乙二醇(PEG)沉淀法、PEG+双抗体法;IRMA 中常采用固相分离法,如双抗体夹心法等。

6. 标准曲线制作　用系列已知梯度浓度的标准品,在相同的条件下,进行免疫结合反应,待反应达到平衡后,分离结合与游离部分并测量结合部分放射性(B),然后计算出各浓度标准品的放射性结合率 B/B_0(B_0 为不含已知抗原的最大放射性结合管)。以 B/B_0 为纵坐标,以系列已知梯度浓度的标准品抗原浓度为横坐标,绘制出 B/B_0 随标准品抗原量变化的曲线,即为标准曲线(图 10-1)。通过待测浓度样本结合率,从标准曲线中查出待测样本浓度。

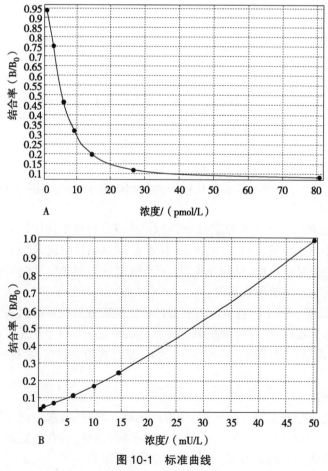

图 10-1　标准曲线

A. RIA(FT$_3$ 定量测定);B. IRMA(TSH 定量测定)。

（三）质量控制

在标记免疫分析技术中需考虑分析的质量控制（QC），主要包括室内质量控制、室间质量评价和比对实验。

1. 室内质量控制　质控品的正确使用和保存应严格按说明书的步骤进行操作。质控品与患者样本同时测定，将所测得的质控品结果按一定的规则逐日汇集在一起，即形成质控图。室内质控常选用 Levey-Jennings 质控图，一般采用高、中、低三个浓度质控血清，以 20 次的测定结果对新批号的质控品建立质控图中心线（均值）和控制限，计算均值和标准差（SD），定出质控限，通常每月进行一次，连续 2～3 个月后所控项目即可常态化。试剂盒稳定性评价包括：最大结合率（$B_0\%$）一般要求在 30%～50%；以二抗作为分离剂的检测方法非特异性结合率一般要求<5%，PR 试剂法一般要求<10%；标准曲线直线回归的参数要求截距 a 和斜率 b 稳定，相关系数 r 在 0.88～1.00 之间；ED_{25}、ED_{50} 以及 ED_{75} 要求在剂量-反应曲线范围内。

2. 室间质量评价和比对实验　实验室必须参加省级以上临床检验中心开展的室间质量评价项目，并提供参加能力验证（PT）或室间质量评价（EQA）活动的结果和证书，实验室应对"不满意"和"不合格"的 PT 或 EQA 结果建立分析和纠正的措施，并记录在案。对没有开展 PT 或 EQA 的项目实验室，应采取实验室间的对比判断检验结果的可接受性。如果采用手工操作或同一项目使用两套及以上检测系统时，每年至少进行 1 次实验室内部比对，包括人员、不同方法或检测系统间的比对。

四、验证性实验

取甲状腺素 T_4 放射免疫分析试剂药盒一套，将实验小组以每 6 人分为一组，利用 RIA 法进行实验操作，每组均用已准备处理好的相同的待测血清，测量 T_4 抗原含量。

（一）试剂的配制、使用方法和保存

1. T_4 标准品　将标准品分别准确地加入蒸馏水溶解，其中 0 标准品用 1.0ml 蒸馏水溶解，其他标准品用 0.5ml 溶解。溶解 15 分钟后摇匀方可使用。溶解后其浓度分别为 0、20ng/ml、40ng/ml、80ng/ml、160ng/ml、320ng/ml。标准品复溶后 2～8℃保存可稳定 35 天，冻干品-20℃保存有效期内稳定。

2. ^{125}I-T_4 溶液　加样前摇匀。如一次加样超过 100 管，两瓶混合后使用。100 管标记物放射性活度不大于 111kBq（3μCi），2～8℃避光保存有效期内稳定。

3. 羊抗-T_4 抗体　用蒸馏水溶解，溶解方法：100、200 管产品每瓶抗体加 10ml，50 管产品每瓶抗体加 5ml。同次实验抗体加样超过 100 管时，两瓶溶解后混合使用。抗体溶解后 2～8℃保存可稳定 35 天，冻干品-20℃保存有效期内稳定。

4. 驴抗羊免疫分离剂　加样前必须摇匀，2～8℃保存，有效期内稳定。开封后最多稳定 45 天。若加样超过 100 管，两瓶混合后摇匀。

5. T_4 质控血清　使用方法（本品使用时，每瓶准确加入 0.5ml 蒸馏水复溶，静置 10 分钟，混匀后使用）、保存条件（置于 4℃以下低温保存）、有效期（冻干品在 0℃以下低温干燥保存时，有效期 4 年）。靶值及范围：低值（L）：43.3ng/ml（30.3～56.3ng/ml）；高值（H）：120ng/ml（90.0～150ng/ml）。

（二）操作流程

取圆底聚苯乙烯试管若干，用记号笔或特殊铅笔编号 NSB、S_0～S_5 和待测样品管等，然

后用微量加样器按表 10-1 加样。加样前所有试剂（尤其分离剂）包括待测样品要摇匀，并且最好平衡到室温。严格按说明书的步骤进行操作。

表 10-1 操作程序表 （单位：μl）

试剂	总 T 管	NSB 管	S_0 管	$S_1 \sim S_5$ 管	质控管（低、高）	样品管
蒸馏水		100				
S_0		50	50			
$S_1 \sim S_5$				50		
待测样品						50
质控血清					50	
$^{125}I\text{-}T_4$	200	200	200	200	200	200
羊抗-T_4 抗体		100	100	100	100	100
充分摇匀，37℃ 水浴 1 小时						
驴抗羊免疫分离剂		500	500	500	500	500

充分摇匀，室温放置 15 分钟，3500r/min 离心 15 分钟，吸弃上清液，在计数器上测定各沉淀管的放射性计数。

操作流程包括：①加样；②温浴反应；③分离 B/F；④放射性测量；⑤绘制标准曲线，查找抗原浓度（图 10-2）。

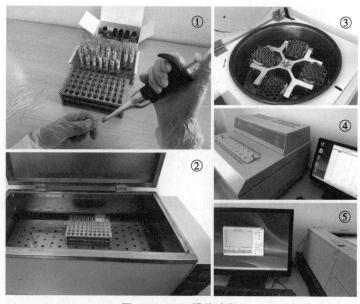

图 10-2 RIA 操作流程

（三）数据分析

对验证性实验检测的数据进行分析，分析此次检测结果的偏差存在的原因，可能影响的因素等，并考虑如何解决，做好实验记录，完成验证性实验。

五、小结

20 世纪 50 年代出现了放射免疫分析技术,开创了微量生物活性物质高灵敏度测量的先河,在传统竞争性放射免疫分析不断改进和成熟基础上,建立了非竞争性免疫分析法,促进了临床相关学科的发展,改变了人类对疾病的认识和诊疗策略。20 世纪 90 年代,非放射性标记免疫分析得到迅速发展,包括化学发光免疫分析和电化学发光免疫分析等技术越来越多地应用于临床,其原理与放射标记免疫分析的原理基本相同,只是示踪剂发射的信号是其他形式的物理信号。体外分析技术经历半个多世纪发展历程,从方法学研究、试剂研发与生产方面均取得显著进步,能准确地测量人体内微量生物活性物质,具有灵敏度高、特异性强、操作简便等特点,在临床疾病的诊断和治疗中有着重要的应用价值。

（刘国洋　赵子铭）

第十一章　放射性核素治疗

一、目的和要求

掌握内分泌系统疾病、骨骼系统疾病以及相关皮肤病的核素治疗原理与临床应用；熟悉放射性粒子植入治疗基本原理；了解放射性核素治疗基础知识。

通过学习和实际接触临床的实践活动，充分理解放射性核素治疗的基本原理和方法，能正确运用放射性核素治疗技术，准确选择各种治疗方法的适应证，并针对临床相关疾病的实际病情或可能存在的特殊病理过程，制订出合理有效的治疗方案。

二、实习学时

本章实习学时数：2 学时。

三、学习与实习内容

（一）放射性核素治疗的基础知识

1. 电离辐射生物学效应　指在一定条件下，核射线作用于生物机体，从机体吸收辐射能量开始，引起机体电离或激发，引发体内的各种变化及转归，使人体中生物大分子（如蛋白质、DNA、酶）的结构破坏，进一步影响组织或器官的正常功能。

2. 核素治疗原理　放射性核素治疗分内照射与外照射治疗，是利用放射性核素衰变过程中释放的射线粒子，在组织中的运动过程与组织作用，发生能量传递和电离作用，产生一系列电离辐射生物学效应，抑制或破坏病变组织以达到治疗目的。

3. 核素的选择　依据疾病的类型和核素治疗目的，可选择不同射线类型、不同能量、不同物理状态，以及不同化学形式的放射性核素。根据衰变发射射线的不同，可将放射性核素分成三类：

（1）α 粒子发射体：射程 $50\sim90\mu m$。常见 ^{211}At（砹）和 ^{212}Bi（铋）等。

（2）发射 β^- 射线的核素：短射程 $<200\mu m$、中射程 $200\mu m\sim1mm$、长射程 $>1mm$。常见 ^{131}I、^{32}P、^{89}Sr、^{90}Y 等。

（3）电子俘获或内转换发射俄歇电子或内转换电子的核素：射程多为 $10nm$。常见 ^{125}I 和 ^{103}Pd 等。

4. 核素治疗方法　利用器官或组织的特异性摄取机制治疗；组织种植治疗；靶向治疗；敷贴治疗；其他核素治疗等。

5. 影响核素治疗因素　主要包括放射性药物的用量与摄取率、核素的物理半衰期与有效半衰期、靶组织对核射线的灵敏度等。因此，必须严格按照相关疾病内照射治疗规范，规范地制定药物用量,提高病灶对药物摄取率,选择核素的有效半衰期尽可能接近物理半衰期,了解靶组织对核射线灵敏度,增加治疗效果。

（二）内分泌系统疾病放射性核素治疗

1. 格雷夫斯病（Graves 病）的放射性 [131]I 治疗

（1）治疗原理:碘是合成甲状腺激素的原料,甲状腺通过 Na^+-I^- 同向转运体（NIS）逆电化学梯度从循环血液中浓聚碘。格雷夫斯病的甲状腺滤泡细胞的 NIS 过度表达,具有较高摄碘能力。利用 [131]I 衰变发射 β^- 射线,发挥电离辐射生物学效应,破坏部分甲状腺滤泡上皮细胞,使甲状腺激素合成减少,达到治疗目的。

（2）适应证与禁忌证

适应证:①合并甲状腺弥漫性肿大;②抗甲状腺药物治疗效果不佳、过敏或复发;③不适合或拒绝外科手术、手术禁忌、术后复发;④伴白细胞、血小板或全血细胞减少;⑤合并肝、肾等脏器功能损害,合并心脏病,合并桥本甲状腺炎;⑥伴突眼。

禁忌证:①妊娠、哺乳期妇女;②严重肾功不全者;③急性心肌梗死者。

（3）治疗方法

治疗前准备:①注意事项:停服影响甲状腺摄碘药物和食物、低碘饮食 2~4 周;②对症处理:β 受体阻滞剂,重度甲亢采取"ATD（抗甲状腺药物）+ [131]I+ATD"综合治疗;③病情评估:血清学检查（甲状腺功能、生化、血常规等）,功能测定（甲状腺摄 [131]I 功能试验 RAIU）,影像学检查（甲状腺静态显像、甲状腺彩超）,肝功能、心电检查等;④告知及签署治疗知情同意书。

治疗剂量计算与修正:①固定剂量法:依据甲状腺质量大小,<30g 者 185MBq,30~50g 者 370MBq,>50g 者 555MBq;②计算剂量法:通常 T_{eff} 在 5 天左右,以每克甲状腺组织给予 ^{131}I-NaI 口服溶液的计划剂量为 2.96~4.44MBq,按如下公式计算:剂量（MBq）= ［计划剂量（MBq/g 甲状腺组织）×甲状腺重量（g）］/甲状腺最高摄 [131]I 率（%）。根据甲状腺质地、有效半衰期、病程、年龄、病史、使用抗甲状腺药物情况等因素对计算出的剂量进行修正。

给药方式与疗程:空腹口服给予 ^{131}I-NaI 口服溶液,<555MBq 者采用一次性给药,≥555MBq 者可分次给予（首次给予总剂量 1/2~2/3,其余剂量酌情在 3~7 天给完）。通常在治疗 3~6 个月后进行疗效评价。

重复治疗原则:①首次 [131]I 治疗 3~6 个月后治疗无效或加重者,可行第 2 次治疗并适当增加剂量;②首次 [131]I 治疗后症状好转但未愈者,若需再次治疗, [131]I 剂量应比上次减少 1/3~1/2;③若 3 个疗程治疗后仍无效,应放弃 [131]I 治疗。

服 [131]I 后注意事项:服药 2 小时后方可进食;注意休息,防止感染、劳累、精神刺激;不要揉压甲状腺;服药后 2 周内不宜服用含碘食物与药物;对病情重、体弱的患者,必要时可在治疗 2~3 天后行 ATD 控制;一周内避免与婴幼儿密切接触;半年内避孕;按期复查随访。

（4）疗效评价与随访:疗效判定标准:①有效:（痊愈、好转、甲减）;②无效;③复发。一个疗程治愈率 52.6%~77%,有效率>95%,无效率 2%~4%,复发率 1%~4%。一般于治疗后 2~4 周症状减轻,甲状腺缩小,6~12 周甲状腺功能恢复正常。治疗后一般 2~3 个月随访,如治疗前伴突眼应每月随访 1 次。对一个疗程未愈者可考虑重复治疗。

（5）治疗反应与并发症:治疗后数日内可出现乏力、头晕、食欲缺乏、恶心、皮肤瘙痒、甲状腺肿胀或疼痛等;主要并发症为甲减。1 年内发生者为早发甲减,发生率与 [131]I 用量呈正相关,患者对射线灵敏度的差异也是影响因素之一;1 年后发生者为晚发甲减,发生率与^{131}I剂量大小无关,以每年2%~3%概率递增。对发生甲减者应及时给予甲状腺激素替代治疗。

2. 功能自主性甲状腺腺瘤的放射性^{131}I治疗

(1) 治疗原理:与格雷夫斯病的放射性^{131}I治疗相似。

(2) 适应证与禁忌证

适应证:功能自主性甲状腺腺瘤伴心律失常、心房颤动、手术禁忌或不愿手术者。

禁忌证:妊娠或哺乳期;怀疑甲状腺恶性变者。

(3) 治疗方法

患者准备:与格雷夫斯病的放射性^{131}I治疗相似。但在^{131}I治疗前,应通过甲状腺静态显像确定腺瘤外正常甲状腺组织未显影,否则应给予外源性甲状腺激素进行抑制。

治疗剂量与给药方式:一般采用固定剂量法,一次性口服^{131}I-NaI口服溶液。腺瘤<3cm者,给予555~740MBq;腺瘤>3cm者,给予740~1 110MBq。

(4) 疗效评价与随访:治疗后3个月复查甲状腺功能,6个月复查甲状腺功能及甲状腺静态显像。如6个月后未愈者可再次^{131}I治疗。

(5) 治疗反应与并发症:常见乏力、头晕、食欲缺乏、恶心、呕吐。甲减不常见。

3. 分化型甲状腺癌(DTC)的^{131}I治疗

(1) 治疗原理:DTC术后残留的甲状腺组织与病灶以及转移灶均有摄取和浓聚^{131}I能力,可通过^{131}I局部发挥电离辐射生物学效应给予彻底清除,起到"清甲""清灶"以及辅助治疗的作用。

(2) 适应证与禁忌证

适应证:①复发风险为中、高危的患者;②便于长期随访及肿瘤复发监测,且本人有意愿的低危DTC患者;③甲状腺大部分切除术后,术后评估有补充全切的临床需求,不愿或不宜再次手术的患者。

禁忌证:①妊娠期和哺乳期妇女;②计划6个月内妊娠者;③手术切口未完全愈合者。

依据我国《^{131}I治疗分化型甲状腺癌指南(2021版)》,分化型甲状腺癌(DTC)复发危险度分层如表11-1所示:

表11-1 分化型甲状腺癌(DTC)复发危险度分层

复发危险度分层	符合条件
低危	PTC(符合以下全部条件者):
	无局部或远处转移
	所有肉眼可见的肿瘤均被彻底清除,无肿瘤侵及腺外组织
	原发灶非侵袭性病理亚型(如高细胞型、鞋钉型或柱状细胞型等)
	如果给予放射性碘(RAI)治疗,治疗后显像无甲状腺外碘摄取
	无血管侵袭
	cN_0 或 ≤5个微小转移淋巴结(<2mm)PN_1
	滤泡型(FV)-PTC:腺内型、包裹性FV-PTC
	FTC:腺内型、分化良好的侵及包膜的FTC,无或仅有少量(<4处)血管侵袭
	PTMC:腺内型、单灶或多灶,无论BRAF是否突变

复发危险度分层	符合条件
中危(所有 DTC)	符合以下任何条件之一者: 　原发灶向甲状腺外微小侵袭 　首次 RAI 治疗后显像提示颈部摄碘灶 　侵袭性病理亚型 　伴血管侵袭的 PTC 　cN_1 或>5 个微小淋巴结(最大径均<3cm)pN_1; 　伴有腺外侵袭和 $BRAF^{V600E}$ 突变(如果检测 BRAF)的多灶性 PTMC
高危(所有 DTC)	符合以下任何条件之一者: 　原发灶向甲状腺外肉眼侵袭 　原发灶未能完整切除 　有远处转移 　术后血清 Tg 提示有远处转移 　pN_1 中任何一个转移淋巴结最大径≥3cm 　伴广泛血管侵袭(>4 处)的 FTC

注:BRAF 为 *B-Raf* 原癌基因丝/苏氨酸蛋白激酶,cN 为临床 N 分期,FTC 为甲状腺滤泡状癌,pN 为病理 N 分期,PTC 为甲状腺乳头状癌,PTMC 为甲状腺乳头状微小癌,Tg 为甲状腺球蛋白。

（3）治疗方法

治疗前准备:外科手术切除原发灶与转移灶;保持低碘状态 2~4 周,治疗前 4~8 周避免使用含碘造影剂;提高血清 TSH 水平,要求≥30mU/L。

治疗前评估:术后颈部超声检查;甲状腺功能测定;血电解质和 PTH;胸部 CT 平扫;唾液腺 ECT 显像;怀疑骨转移者,可行骨显像、CT、MRI 检查;必要时行 ^{18}F-FDG PET/CT 检查;肿瘤分子分型(如有无 $BRAF^{V600E}$ 突变)检查;血常规、肝肾功能相关辅助检查等;有无其他伴随疾病,评估患者的一般情况等。

签署知情同意书、告知住院期间事宜,包括患者和家属辐射安全指导。

给予治疗剂量:常规一次性给予 ^{131}I-NaI 口服溶液剂量 1.11~3.70GBq;如治疗前有腺外侵犯或功能性转移灶者给予 5.55~7.40GBq;骨转移者给予 7.40~9.25GBq。

治疗后管理:①辐射防护管理,包括:住院期间隔离防护,居住专用防护病房,排泄物排入专用排放设施;符合体内核素活度<400MBq 方可出院;出院后 1 周不到公共场所活动,避免与孕妇、儿童接触。②不良反应及处理,包括短期反应和心理因素改变;③治疗后 2~10 天行全身 SPECT/CT 显像评价功能摄取灶;④治疗 72 小时后,可开始口服甲状腺激素替代抑制治疗。

（4）疗效评估与随访:通常在治疗后 1~3 个月常规随诊。6~12 个月依据疗效反应评估体系进行疗效评估,依据血清学及影像学评估结果决策后续治疗及随访频率(表 11-2)。评估前要求停服甲状腺激素,提高血清 TSH 水平,要求≥30mU/L。

表 11-2　分化型甲状腺癌(DTC)不同疗效反应的预后及管理

疗效反应	定义	临床转归	管理措施
疗效满意 （ER）	血清学:抑制性 Tg<0.2μg/L 或刺激性 Tg<1μg/L(TgAb 阴性);影像学:阴性	1%~4%复发;小于 1%发生疾病特异性死亡	降低随诊频率和 TSH 抑制程度

续表

疗效反应	定义	临床转归	管理措施
疗效不确切（IDR）	血清学：$0.2\mu g/L \leq$ 抑制性 Tg<$1\mu g/L$ 或 $1\mu g/L \leq$ 刺激性 Tg<$10\mu g/L$，TgAb 稳定或下降；影像学：无影像学证实的结构或功能性疾病存在证据；治疗后 Dx-WBS 示甲状腺床区微弱显影	15%~20%随访期间可转变为 SIR；其他病情稳定或好转；小于 1% 发生疾病特异性死亡	持续动态监测影像学与血清学指标
生化疗效不佳（BIR）	血清学：抑制性 Tg$\geq 1\mu g/L$ 或刺激性 Tg $\geq 10\mu g/L$ 或 TgAb 呈上升趋势；影像学：阴性	30% 及以上自发缓解；20%经干预后缓解；20%转变为 SIR；小于 1%发生疾病特异性死亡	若 Tg 水平稳定或下降，应在 TSH 抑制状态下长期随访；若 Tg/TgAb 呈上升趋势；必要时采用 ^{18}F-FDG PET/CT 等影像学检查寻找潜在病灶
结构性疗效不佳(SIR)	血清学：Tg 或 TgAb 呈任何水平；影像学：可证实的结构或功能性疾病存在证据	50%~85%经后期干预病情仍持续；局部转移患者的疾病特异性死亡率高达 11%，远处转移高达 50%	根据病灶大小、位置、生长速度、摄碘性等，决策下一步治疗或随诊方案

注：Dx-WBC 为诊断性 ^{131}I 全身显像，FDG 为脱氧葡萄糖，Tg 为甲状腺球蛋白，TgAb 为 Tg 抗体，TSH 为促甲状腺激素。

4. 肾上腺素能肿瘤的放射性 ^{131}I-MIBG 治疗　肾上腺素能肿瘤是起源于交感神经胚细胞的一类肿瘤，主要包括嗜铬细胞瘤、神经母细胞瘤、交感神经母细胞瘤、神经节瘤等。^{131}I-MIBG 显像为 ^{131}I-MIBG 靶向治疗提供依据，辅助诊断富含交感神经元的多种神经内分泌肿瘤。

（1）治疗原理：肾上腺髓质能合成和分泌肾上腺素与去甲肾上腺素（NE），其中 NE 可被再摄取进入细胞质中并储存于囊泡中。碘-131-间位碘代苄胍（^{131}I-MIBG）为 NE 的类似物，经静脉注射后可被肾上腺髓质细胞摄取而储存于囊泡中，并浓聚于交感神经元内，利用其发射 β^- 射线发挥电离辐射生物学效应，抑制及破坏肿瘤组织细胞。

（2）治疗方法：治疗前患者应停用影响 ^{131}I-MIBG 被摄取的药物，如可卡因、利血平、三环类抗抑郁药等 7 天以上；治疗前 3 天开始用卢戈氏液封闭甲状腺，每日 3 次，每次 5~10 滴，直至治疗后 4 周。一般采取一次固定剂量法，^{131}I-MIBG 用量为 3.7~11.1GBq，比活度应达到 1.48GBq/mg。缓慢静脉滴注给药，60~90 分钟滴注完毕，给药时严密监测脉搏、血压、心电，每 5 分钟 1 次，给药后 24 小时内每小时测 1 次。

（3）疗效评价：疗效取决于瘤体大小和瘤体摄取 ^{131}I-MIBG 率以及有效半衰期等因素。疗效评价指标包括：①阵发性高血压情况；②血中肾上腺素、去甲肾上腺素、多巴胺含量变化；③24 小时尿儿茶酚胺定量变化；④超声或 CT 显示瘤体大小；⑤^{131}I-MIBG 显像中瘤体摄取 ^{131}I-MIBG 量及肿瘤影像范围变化。

（三）骨骼疾病放射性核素治疗

1. 肿瘤骨转移核素靶向治疗

（1）治疗原理：治疗骨转移癌的放射性药物具有趋骨性，骨组织代谢活跃部分会聚集更多的放射性药物。^{89}Sr 浓聚病灶骨,发射 β$^-$ 射线产生电离辐射生物学效应,抑制和杀伤肿瘤细胞;同时通过减轻受累骨膜和骨髓腔压力,干扰神经末梢去极化过程,影响疼痛信号的传导,抑制缓激肽和前列腺素等炎性疼痛介质的产生,从而达到缓解骨痛和使病灶缩小或消失的目的。

（2）适应证与禁忌证

适应证:成骨性或混合性骨转移伴骨痛,^{99m}Tc-MDP 骨显像显示骨转移病灶异常放射性摄取;WBC 不低于 $3.5×10^9$/L,PLT 不低于 $80×10^9$/L。

禁忌证:妊娠及哺乳期妇女;白细胞或血小板偏低;肾功能差;急性压缩性骨折或治疗过程中病理性骨折;预计生存期小于 8 周;大范围外照射治疗后 3 个月内;化疗后 4~12 周内。

（3）治疗方法

患者准备:①治疗前 4 周内应进行 ^{99m}Tc-MDP 骨显像;②停用广泛照射野的外照射治疗和化疗;③治疗前一周内行全血常规、生化检查,治疗前行凝血功能检查。

治疗药物与剂量:目前临床常用 ^{89}SrCl$_2$ 注射液,静脉注射,常用剂量 148MBq（4mCi）。

（4）治疗反应与疗效评价:治疗后可有恶心、呕吐、便秘等不良反应;白细胞、血小板一过性下降;临床有 5%~10% 患者可出现"闪烁现象",预示取得良好治疗效果。一般注射 ^{89}SrCl$_2$ 后 1~3 周疼痛开始减轻,6 周内明显改善,一次注射疼痛缓解持续 3~6 个月。

疗效评价主要包括骨痛缓解程度和转移灶消退程度两方面:①骨痛缓解评价标准:Ⅰ级:所有部位骨痛消失;Ⅱ级:至少有 25% 的部位骨痛消失或骨痛明显减轻,必要时服用少量镇痛药;Ⅲ级:骨痛减轻不明显或无任何改善及加重。②转移灶疗效评价:Ⅰ级（显效）:X 线或骨显像证实所有部位转移灶出现钙化或消失;Ⅱ级（有效）:X 线证实转移灶体积缩小或钙化>50%,或骨显像转移灶数目减少 50% 以上;Ⅲ级（好转）:X 线证实转移灶体积缩小或钙化>25%,或骨显像转移灶数目减少 25% 以上;Ⅳ（无效）:X 线证实转移灶体积缩小或钙化<25%,或骨显像转移灶数目减少<25% 或无变化。

治疗后每月复查血常规、肝肾功能,每月记录疼痛变化,每 3 个月行全身骨显像、X 线片或 CT 检查,比较病灶变化。如骨痛未完全缓解或复发,或虽骨痛明显缓解但未达到消退病灶目的可重复治疗,^{89}SrCl$_2$ 注射间隔 12 周或更长时间,利于骨髓功能恢复。

（5）联合治疗:临床建议联合治疗可增加治疗效果,包括:①^{89}SrCl$_2$ 与双膦酸盐（唑来膦酸）联合应用,可提高骨转移灶对 ^{89}Sr 的摄取,提高疗效但未增加不良反应;②^{89}SrCl$_2$ 联合放疗,可以分别使用、依次使用、联合使用,对多发转移灶治疗效果更明显,对于局限性病灶放疗占优势;③^{89}SrCl$_2$ 联合化疗,^{89}Sr 联合非长效骨髓抑制的化疗药物,疗效明显提高,没有明显增加不良反应。

2. 类风湿关节炎的核素治疗　类风湿关节炎的特点为慢性、反复发作性、非特异性、多发性。目前临床应用药物 ^{99}Tc-MDP（云克）,主要成分是高锝酸钠经氯化亚锡还原后与亚甲基二膦酸盐形成的螯合物,起到较强消炎镇痛作用,并防止胶原酶对软骨组织的分解破坏。^{99}Tc-MDP 临床用于治疗类风湿关节炎,具有抑制骨吸收、促进骨生成,有效治疗免疫性疾病继发的伴有骨侵蚀表现的骨病。^{99}Tc-MDP 可通过静脉滴注或肌内注射给药,一个疗程有效率达 80% 以上。

（四）β$^-$ 射线敷贴治疗

1. 治疗原理　利用 β$^-$ 粒子电离能力强、穿透能力弱,在组织中的射程仅几毫米的特点,将其作为外照射源紧贴于病变部位,发挥电离辐射生物学效应,导致病变局部细胞出现形态和功能变化,使细胞生长和增殖受到抑制或完全停止而死亡,以达到治疗目的。

2. **适应证**   ①毛细血管瘤、鲜红斑痣、瘢痕疙瘩;②局限性慢性湿疹、银屑病、扁平苔藓、神经性皮炎;③角膜和结膜非特异性炎症、角膜溃疡、翼状胬肉、角膜移植后新生血管等;④浅表鸡眼、寻常疣、尖锐湿疣等;⑤口腔黏膜白斑和外阴白斑等。

3. **治疗方法**

(1) 常用敷贴器:①^{90}Sr 敷贴器:厂家制备商品敷贴器,^{90}Sr 物理半衰期28.1 年,发射 β$^-$射线,最大能量 0.546MeV,平均能量 0.2MeV,在组织内射程 2~3mm;②^{32}P 敷贴器:自制敷贴器,^{32}P 物理半衰期14.3 天,发射 β$^-$射线,最大能量 1.71MeV,在组织内射程 8mm。

(2) 治疗方法:可采取一次大剂量法(一次性给予)和分次小剂量法(每天一次,连续 10 天给予)。总吸收剂量为:血管瘤 10~25Gy;慢性湿疹、银屑病、扁平苔藓、神经性皮炎 6~15Gy;尖锐湿疣 20~30Gy;瘢痕疙瘩 20Gy。

4. **疗效评价**   β$^-$射线敷贴治疗在临床皮肤病、眼、耳、鼻、咽喉疾病的治疗方面,方法简便,效果显著,副作用少。

(五) 放射性粒子植入治疗

放射性粒子植入治疗属于近距离放射治疗的范畴。治疗基本原理是将含有放射性核素的微型封闭粒源(^{125}I 和^{103}Pd 等),按植入前制订的治疗计划,以影像(CT、超声)引导等方式,直接植入到肿瘤靶区,通过放射性粒子局部持续释放低剂量率的 γ 射线,使肿瘤靶区受到持续照射不断累积剂量损伤效应,起到治疗作用,目前临床已广泛开展。

(六) 其他

钇-90(^{90}Y)微球选择性内照射治疗原发性和转移性肝癌是一种依靠肿瘤血供特点,使放射性物质选择性滞留在肿瘤中,释放短距离的辐射杀伤肿瘤组织,尽量少地损伤正常组织的治疗方式;核素标记分子靶向治疗包括:肿瘤的放射免疫治疗、受体介导的放射性核素治疗、基因介导的放射性核素治疗,也在临床得到广泛研究与应用。

四、案例分析

案例 1

1. **临床资料**   患者女性,50 岁,3 年前外院诊断甲状腺功能亢进,一直规律服用甲巯咪唑治疗,1 年前评价痊愈停药。半年内病情反复,心悸胸闷来诊。主诉:心慌、手颤、乏力、近月体重下降 10kg、大便次数增多 3 次/天、多汗、易饿、食欲佳,夜间无明显诱因下突发心悸胸闷,呈持续性,静坐不缓解等。查体:神志尚清,血压 130/80mmHg,心率 120 次/分,心律不齐,甲状腺Ⅱ度肿大、质地尚可且无压痛,双下肢无明显水肿。血常规示 WBC $5.0×10^9$/L。心肌蛋白示 CK-MB 轻度增高。肝功能示 ALT 178U/L、AST 122U/L。心电图示心房颤动。临床拟诊"房颤、甲亢",给予控制心率、营养支持治疗,症状好转后行^{131}I 治疗。

2. **辅助检查**   甲状腺功能:FT$_3$↑、FT$_4$↑、TSH↓、TGAb 和 TPOAb 正常;甲状腺超声:甲状腺弥漫性病变伴肿大、血流信号丰富;甲状腺摄^{131}I 功能试验:3 小时 41.64%,6 小时 56.75%,24 小时 72.14%;甲状腺静态显像:甲状腺右叶体积增大伴放射性核素分布弥漫性异常浓聚,甲状腺左叶核素分布基本均匀,口腔、唾液腺未见明显显影(图 11-1A)。定量参数:左叶上下径 3.95cm、面积 8.36cm^2,右叶上下径 6.00cm、面积 15.33cm^2,甲状腺总面积 23.69cm^2、总质量 47.37g、总摄锝率 9.9%(正常范围 0.24%~3.34%),其中甲状腺摄锝率左叶为 2.9%、右叶为 7.1%。影像诊断为甲状腺左叶摄取功能正常,右叶面积和质量增大伴摄取功能增高,符合甲亢影像。

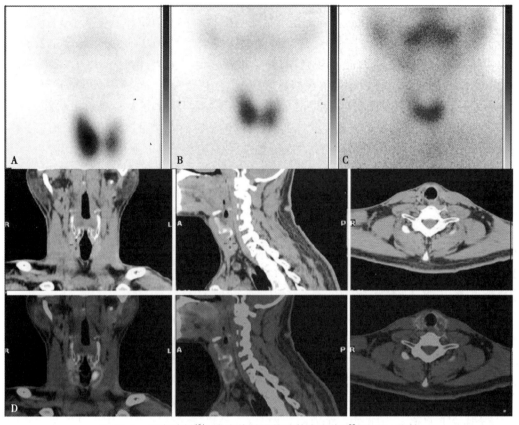

图 11-1　甲亢放射^{131}I 治疗前后甲状腺静态显像(^{99m}TcO$_4^-$)比较

A. 治疗前显像;B. 治疗后 2 个月显像;C. 治疗后 4 个月平面显像;D. 治疗后 4 个月断层显像。

3. 治疗方案　口服^{131}I-NaI 溶液,剂量 6.7mCi,同时控制心率、护肝等对症处理。后嘱患者于治疗后 2 个月、4 个月随访甲状腺功能、肝功能、血常规和甲状腺静态显像(图 11-1B、C 和 D)。

4. 案例讨论

(1) 甲状腺功能亢进是由于甲状腺激素分泌过高引起的高功能代谢综合征。临床可采取抑制甲状腺激素合成的内科药物治疗,外科甲状腺部分切除术,以及放射性^{131}I 治疗,其中^{131}I 治疗复发率为 1%~4%。本案例甲亢伴房颤与肝损害,无^{131}I 治疗禁忌,可考虑放射性^{131}I治疗。

(2) 甲亢性心脏病是甲亢的严重并发症之一,多发于中老年甲亢患者,治疗关键在于控制甲亢症状,随着甲亢治愈,绝大多数甲亢性心脏病可治愈或缓解。《^{131}I 治疗格雷夫斯甲亢指南(2021 版)》指出,对于合并心房颤动的甲亢患者,推荐采用足量^{131}I,以甲减为目标进行治疗,尽快使甲状腺功能恢复正常,为心血管系统异常症状的缓解争取时间。因此,甲亢伴心脏病患者,^{131}I 治疗较内分泌治疗风险小,可减轻甲亢对心脏带来的负担,尽快恢复心功能,推荐^{131}I 治疗。肝功能损伤可继发于甲亢,异常指标主要表现在 ALT、AST、直接胆红素和间接胆红素增高,其中 ALT 和 AST 反映肝细胞损伤程度,胆红素反映肝分泌与排泄功能。

(3) ^{131}I 治疗后病理性改变主要为:治疗后 2~4 周:甲状腺组织出现病理性改变,如水肿、变性、上皮肿胀并有空洞形成和滤泡破坏;治疗后 2~3 个月:甲状腺内有淋巴细胞浸润、滤泡上皮脱落、纤维组织增生等改变。因此,本案例在治疗后 2 个月出现了较好的治疗效果。治疗后 2 个月(图 11-1B):结合定量参数显示甲状腺左叶面积和质量减小,甲状腺总摄锝率正常(2.4%),右叶摄锝率正常(1.5%);治疗后 4 个月(图 11-1C、D):结合定量参数显示甲状腺核素分布不均匀,形态不规则,右叶上极核素分布稀疏,结合 SPECT/CT 断层融合影像未见结节影,口腔、唾液腺见生理性显影,左叶上下径 3.59cm、面积 7.09cm^2,右叶上下径 4cm、面积 7.39cm^2,总面积 14.48cm^2,总质量 16.62g、摄锝率 0.3%,提示甲状腺萎缩,整体摄取功能明显减低。随访复查症状体征明显好转,治疗后 4 个月出现甲减,目前普遍认为甲减是甲亢^{131}I 治疗后疗效评价"有效"范畴之列,可及时给予甲状腺激素替代治疗。

案例 2

1. 临床资料 患者男性,42 岁,2 个月前行"甲状腺全切除+双颈中央区淋巴结清扫术"。术后病理:(右叶)甲状腺乳头状癌(直径 1.0cm),贴近脂肪(MEE)。区域淋巴结转移情况:左侧 6 区 0/3,右侧 6 区 4/10,软组织(+),左气管旁软组织(+),右气管旁 3/4,软组织(+)。术前胸部 CT 未见异常。患者手术伤口愈合好,无红肿、渗出、硬结等,无声音嘶哑、饮水呛咳、手足搐搦。患者于术后服用左甲状腺素钠片,现因拟行^{131}I 治疗于 3 周前停用。现自觉乏力,无明显颜面肿胀、眼睑水肿、腹胀、便秘等不适。

2. 辅助检查 甲状腺功能:FT$_3$↓、FT$_4$↓、TSH 96.36mU/L↑,Tg66.47μg/L,TgAb 正常,PTH<0.32pmol/L↓、血钙 2.09mmol/L↓、血磷 1.27mmol/L↑,血常规、肝肾功能未见明显异常。心电图:窦性心律,心率 65 次/分。颈部超声未见清晰腺体组织影像,符合术后改变,双侧颈部可见低回声淋巴结,形态及回声未见明显异常。

3. 治疗方案 DTC 复发危险度分层为中危,给予^{131}I 100mCi"清甲"治疗。3 日后行治疗剂量^{131}I 全身显像及颈部 SPECT/CT 断层融合显像提示:气管右侧甲床区见甲状腺功能灶残留;右颈Ⅵ区具有摄碘能力考虑甲状腺癌淋巴结转移灶;右肺背段具有摄碘能力考虑甲状腺癌右肺背段转移(图 11-2)。后进行再次临床评估,调整为高危组。并于首次^{131}I 治疗 3 日后,口服左甲状腺素片(150μg/d)替代和抑制治疗,补钙治疗。首次"清甲"治疗后 6 个月,停左甲状腺素片 3 周后,进行治疗评估,TSH 85.32mU/L↑、Tg15.47μg/L、TgAb 正常,PTH 偏低、血钙与血磷正常。行诊断剂量^{131}I 全身显像及颈部 SPECT/CT 断层融合显像提示:甲

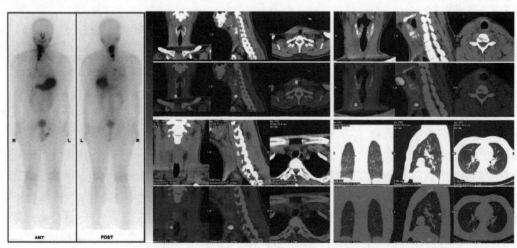

图 11-2 甲状腺癌术后治疗剂量^{131}I 全身显像、局部 SPECT/CT 断层融合显像

床区未见核素浓聚,考虑"清甲"完全;右肺背段未见核素浓聚;右颈Ⅵ区仍具有摄碘能力,考虑"清灶"不完全(图11-3)。

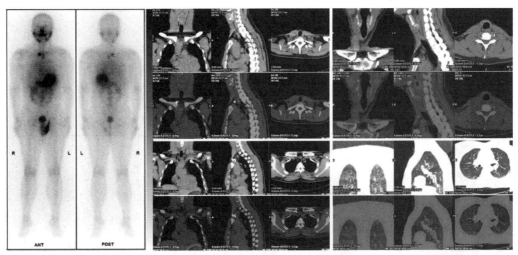

图 11-3　甲状腺癌[131]I 治疗 6 个月诊断剂量[131]I 全身显像、局部 SPECT/CT 断层融合显像

4. 案例讨论

(1) 分化型甲状腺癌术后选择性进行[131]I 治疗,是中、高危甲状腺癌患者术后标准化治疗手段之一,包括"清甲"、"清灶"、辅助治疗。DTC 术后"清甲"的意义在于:"清甲"治疗有利于对 DTC 术后患者进行血清 Tg 的分层和病情监测,并提高[131]I-WBS 诊断 DTC 转移灶的灵敏度,同时便于随访监测病情及可能发现隐匿的转移灶,及时进行临床再分期,指导后续的治疗决策。

(2) 本案例通过治疗剂量[131]I 全身显像及颈部 SPECT/CT 断层融合显像,发现了肺脏远处转移,调整临床评估为高危组,强烈建议[131]I 治疗,并建议治疗后随访,调整左甲状腺素(优甲乐)用药量,使 TSH<0.1mU/L,起到替代和抑制双重作用。6 个月后治疗评估疗效显著,"清甲"完全但"清灶"不完全,血清 Tg 水平在 TGAb 抗体变化相对稳定情况下,明显下降,但仍偏高(Tg 15.47μg/L)。因此,"清甲"治疗成功后,针对右颈Ⅵ区仍具有摄碘能力病灶可进一步"清灶"治疗。后续可以根据分化型甲状腺癌(DTC)不同疗效反应的预后及管理,进一步评估及随访处理。

(3) 术后低血钙是由于甲状旁腺损伤所致,可见术后短暂低血钙,更多见的是长期低血钙,应补钙治疗。

案例 3

1. 临床资料　患者男性,48 岁,半年前行前列腺汽化电切术,术后病理提示前列腺中分化腺癌,近 1 个月全身疼痛伴疲乏半个月,近半个月出现多处骨痛,腰腿痛明显,行走困难,拄双拐,影响睡眠。拟评价前列腺癌骨转移情况并积极给予综合治疗。

2. 辅助检查　体温 36.5℃,脉搏 85 次/分,呼吸频率 20 次/分,血压 122/85mmHg。直肠指诊前列腺体积稍大,中央沟消失,质地较软,未触及结节,指套无染血。骨骼疼痛Ⅲ级。血常规:RBC $3.6×10^{12}$/L、Hb 108g/L、WBC $4.8×10^9$/L、PLT $159×10^9$/L。前列腺特异抗原(PSA)>100ng/ml(正常值 0~4ng/ml),游离前列腺特异抗原(FPSA)10.4ng/ml(正常值 0~0.9ng/ml)。彩超:前列腺大小 4.0cm×5.2cm×3.0cm,回声不均匀。肝肾功能与凝血功能正常。

^{99m}Tc-MDP 全身骨显像(图 11-4A)及 SPECT/CT 断层融合显像:全身骨骼显影清晰,放射性核素分布不均匀,左右两侧不对称。左侧第 2~4 肋、左侧第 6~8 后肋、右侧第 7~9 后肋等处可见点状放射性核素异常浓聚影;第 1 腰椎椎体骨质破坏,其内密度不均匀伴放射性核素异常浓聚;左侧髂骨见软组织密度影伴骨质破坏,且未见放射性核素分布,周围可见骨质密度不均匀且放射性核素异常浓聚;右侧髂骨可见两处点状放射性核素异常浓聚伴骨质密度不均匀。影像诊断:考虑多处肋骨、双侧髂骨、第 1 腰椎椎体,骨骼无机盐代谢异常旺盛,考虑前列腺癌术后多发骨转移。

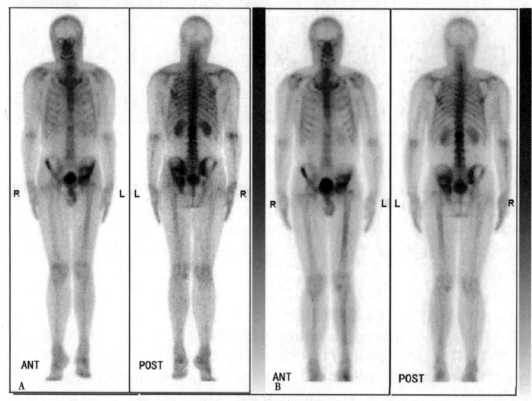

图 11-4　^{89}SrCl$_2$ 治疗前后全身骨显像(^{99m}Tc-MDP)

A. 治疗前;B. 治疗后。

3. **治疗方案**　行^{89}Sr 与双膦酸盐药物联合治疗。静脉注射^{89}SrCl$_2$ 注射液,剂量 148MBq(4mCi),2 天后开始静脉滴注唑来膦酸 4mg,1 次/月。第 1 次治疗后 10 天左右,疼痛、精神状态逐渐好转,体力逐步改善,睡眠逐渐改善,体重增加。治疗后 1 个月、3 个月复查血常规,仅见 Hb 和 WBC 出现Ⅰ级血液毒性反应,均未出现恶心、呕吐、腹泻、便秘等消化道反应,以及过敏反应。治疗后 4 个月,疼痛症状明显减轻,疼痛Ⅱ级,骨痛缓解评价标准Ⅱ级,^{99m}Tc-MDP 骨显像显示病灶减少、减轻,治疗效果较好(图 11-4B)。拟继续行第二次^{89}Sr 与双膦酸盐药物联合治疗。

4. **案例讨论**

(1) 目前处置肿瘤骨转移的方法包括:抗肿瘤治疗(化疗、内分泌治疗、靶向治疗)、双膦酸盐治疗、止痛药物治疗、骨手术、外放射治疗(针对单发病灶或多发病灶且分布较局限者）、放射性核素靶向治疗。放射性核素靶向治疗用于骨转移瘤的研究和应用已有 70 多年的历史,是一种全身性治疗方法,利用电离辐射生物效应,杀伤肿瘤细胞,有效缓解骨痛、改善生活质量。

（2）^{89}Sr 发射纯 β$^-$射线,最大能量 1.46MeV,平均能量 0.58MeV,平均射程 2.4mm,半衰期 50.5 天。^{89}Sr 体内代谢特点与钙相似,沉积在成骨活跃的骨组织,肿瘤骨转移灶浓聚^{89}Sr 可达正常骨的 2~25 倍。^{89}SrCl$_2$ 一次静脉注射后,在骨转移灶内的生物半衰期长,持久发挥治疗作用,疗效可长达 3~6 个月,总有效率 65%~90%。国内多中心前瞻性研究观察^{89}SrCl$_2$ 血液毒性反应显示:^{89}SrCl$_2$ 治疗后血红蛋白、血小板及白细胞下降发生率 4 周高于 2 周,治疗后 4 周才和治疗前血常规存在统计学差异,治疗后 4 周出现 Ⅰ~Ⅱ级血液毒性反应约 18%、严重Ⅲ~Ⅳ者不到 5%。

（3）临床主张放射性核素靶向治疗与其他肿瘤骨转移治疗方法联合应用。早期^{89}SrCl$_2$ 联合唑来膦酸治疗恶性肿瘤骨转移骨痛具有协同作用,既有明显的镇痛效果,又可显著减少病灶,临床强调早期联合使用。唑来膦酸可预防或延缓骨相关事件（SRE）的发生,减轻骨痛。唑来膦酸能竞争性抑制破骨细胞活性,阻断病理性溶骨,增强骨的修复,增加 MDP 显像剂和^{89}Sr 的摄取,原来表现为溶骨性转移为主的病灶在 CT 上可能转化为成骨转移为主。但长期（>1 年）的唑来膦酸治疗,可降低疗效,因此强调早期联合使用可显著增加疗效。

（4）本案例前列腺癌患者表现为全身多发骨转移,在病程早期积极进行^{89}SrCl$_2$ 治疗,并联合应用唑来膦酸加强骨病灶的修复,癌性骨痛症状得到有效控制,影像学资料显示骨转移灶数量减少、代谢活性明显降低。

案例 4

1. 临床资料 患儿,男,2 个月,右侧腘窝处散在生长的毛细血管瘤,色鲜红,略凸于体表,生长速度快。临床诊断:单纯性毛细血管瘤。拟行放射性^{90}Sr 敷贴治疗。

2. 治疗方案 给予^{90}Sr 敷贴治疗,分次小剂量法,总吸收剂量 15Gy。2 个月后复查评价治疗效果(图 11-5)。

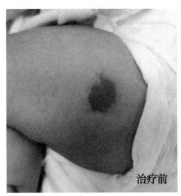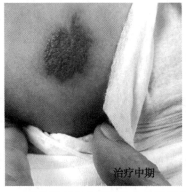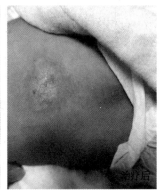

治疗前　　　　　治疗中期　　　　　治疗后

图 11-5 单纯性毛细血管瘤治疗效果评价

3. 案例讨论

（1）毛细血管瘤临床分型包括毛细血管型血管瘤和海绵状血管瘤。毛细血管型血管瘤位置表浅,由幼稚的毛细血管构成,对射线灵敏度高;海绵状血管瘤位置较深,由疏松的基质和充血的毛细血管构成。

（2）本案例患儿属于毛细血管型血管瘤。通常情况下,治疗后 2~3 天血管瘤颜色加深,局部发热,刺痛或蚁行感,数天后减轻。1月余局部可出现薄片状脱皮或结痂,持续数天或1个月。2个月后血管瘤消失,不留痕迹或有色素减退或沉着。

(3) ^{90}Sr敷贴治疗利用其发射β$^-$射线作用于病变血管瘤部位,通过发挥电离辐射作用,使毛细血管发生挛缩、闭塞,起到治疗作用。该方法与激光等其他治疗手段相比,方法简便,疗效确切且副反应少。但疗效与患者年龄及病变类型有关,1岁以下儿童一次性治愈率达70%~80%。

案例5

1. 临床资料　患者男性,23岁,前胸起"粉刺"多年,散在分布,局部陆续组织增生,痒、痛感明显,色鲜红,凸于体表。半年前于皮肤科局部病灶注射治疗,效果欠佳。临床诊断瘢痕疙瘩。拟行放射性^{90}Sr敷贴治疗。

2. 治疗方案　给予^{90}Sr敷贴治疗,分次小剂量法,总吸收剂量20~30Gy。2个月后复查评价治疗效果(图11-6)。

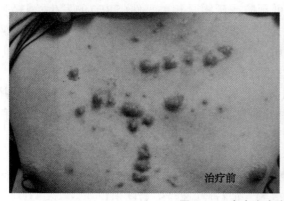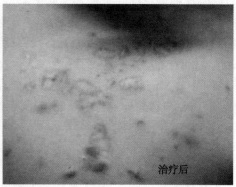

治疗前　　　　　　　　　　　　　　治疗后

图11-6　瘢痕疙瘩治疗效果评价

3. 案例讨论

(1) 瘢痕疙瘩的形成具有遗传因素,瘢痕疙瘩好发于胸部、肩胛部或皮肤易受外伤处,多为皮肤受损后在修复过程中结缔组织对创伤的反应超过正常范围,形成瘢痕并不断生长增大,其实质是胶原纤维过度增生及透明变性而形成的一种病变。病变处除组织增生影响美观外,局部主要症状是痒和/或痛感明显。

(2) ^{90}Sr敷贴治疗利用其发射β$^-$射线抑制局部组织增生。治疗后局部颜色加深,陆续可有渗出、蜕皮、结痂,痒痛感减轻或消失,瘢痕组织变薄或消失,局部可有色素减退或沉着,从而达到抑制组织增生的作用。本案例患者^{90}Sr敷贴治疗一个疗程后,大部分瘢痕明显缩小、变平,痒痛感减轻或消失,但部分病灶仍需继续治疗(图11-6)。

(3) 由于β$^-$射线在组织内射程较短仅2~5mm左右,对于瘢痕较厚、面积较大、质地较硬者,可先采用外科手术切除,尽量采用内缝合减少皮肤损伤,术后刀口愈合后再行^{90}Sr敷贴治疗,可取得较满意的效果。

五、小结

核医学的核素治疗是临床核医学的重要组成部分,是现代治疗学的一个重要分支,自1939年开创^{32}P治疗白血病以来,放射性核素治疗已有几十年的历史,随着科学技术的不断发展,新的临床放射性药物和治疗技术的不断出现,目前放射性核素治疗已经成为治疗多种疾病的重要手段,并已广泛地应用于临床学科。

甲状腺癌、骨转移癌、肾上腺肿瘤等肿瘤,以及皮肤病、甲状腺功能亢进等多种疾病的核素治疗作为常规治疗项目在国内广泛普及,并趋向科学化和规范化。钇-90(^{90}Y)微球选择性内放射治疗原发性和转移性肝癌在国内首次得到应用,并发表了中国专家共识。核素标记分子靶向治疗也在临床得到广泛研究与应用。可以预见,随着核医学治疗新技术在临床的应用,放射性核素治疗具备的特异性、导向性和介入性治疗的特点,把核素治疗推进到分子水平,展现了核素治疗发展的广阔前景。

（李芳巍　刘国洋）

参 考 文 献

［1］ 黄钢,李亚明.核医学与分子影像.4版.北京:人民卫生出版社,2022.

［2］ 付占立,何作祥.核医学病例图谱:肿瘤分册.北京:北京大学医学出版社,2022.

［3］ 李方,兰晓莉.核医学.3版.北京:人民卫生出版社,2021.

［4］ 蒋宁一,谭健,李林,等.核素治疗临床病例荟萃.北京:北京大学医学出版社,2021.

［5］ 王荣福,安锐.核医学.9版.北京:人民卫生出版社,2018.

［6］ 王荣福.核医学.4版.北京:北京大学医学出版社,2018.

［7］ 黄钢,李亚明.核医学.北京:人民卫生出版社,2016.

［8］ 王雪梅.核医学.北京:中国医药科技出版社,2016.

［9］ 张秀梅.核医学设备与检查技术.北京:人民卫生出版社,2016.

［10］ 中华医学会核医学分会体外分析学组.核医学体外分析实验室管理规范.中华核医学与分子影像杂志,2015,35(4):327-334.